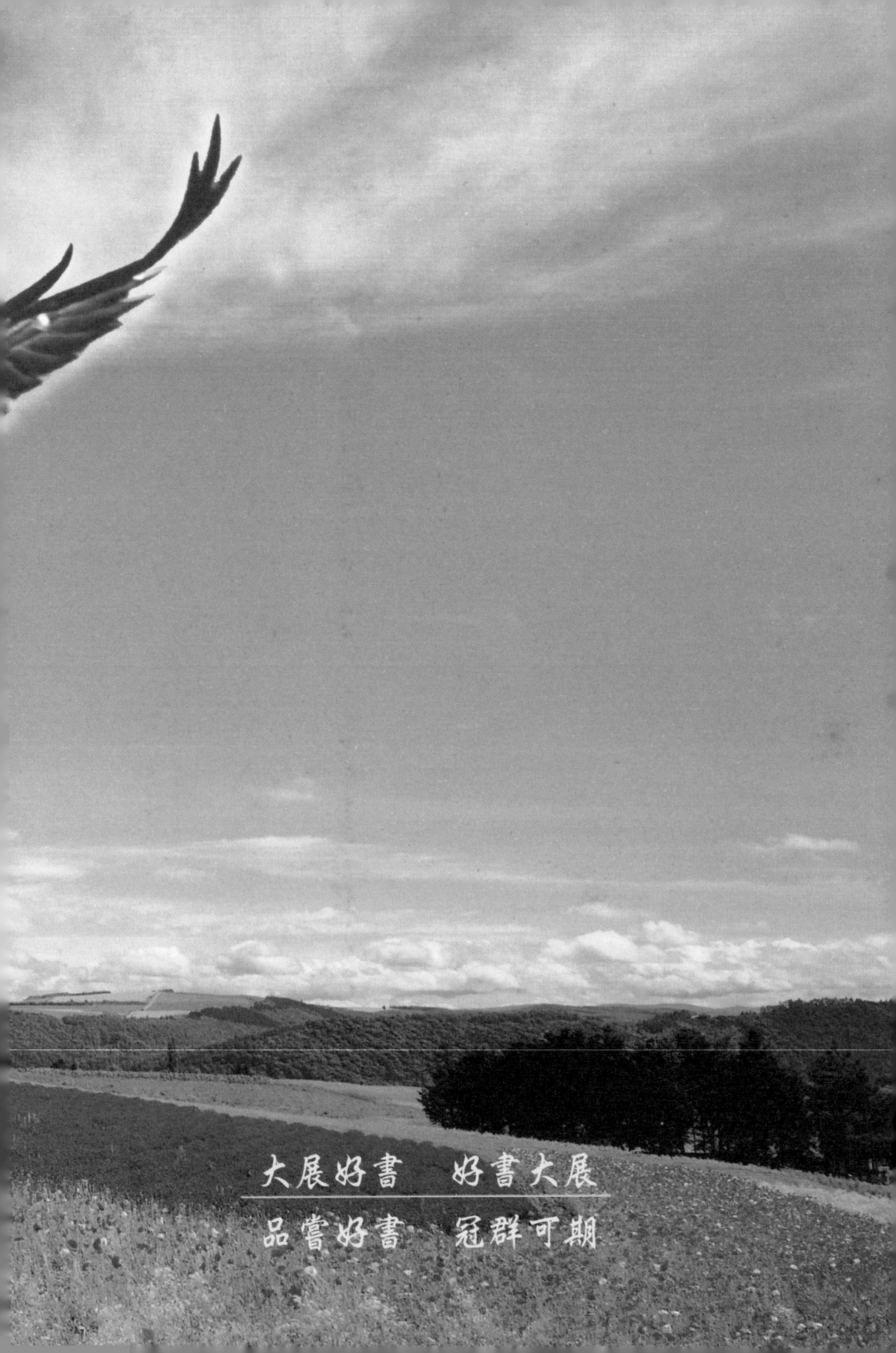
大展好書　好書大展
品嘗好書　冠群可期

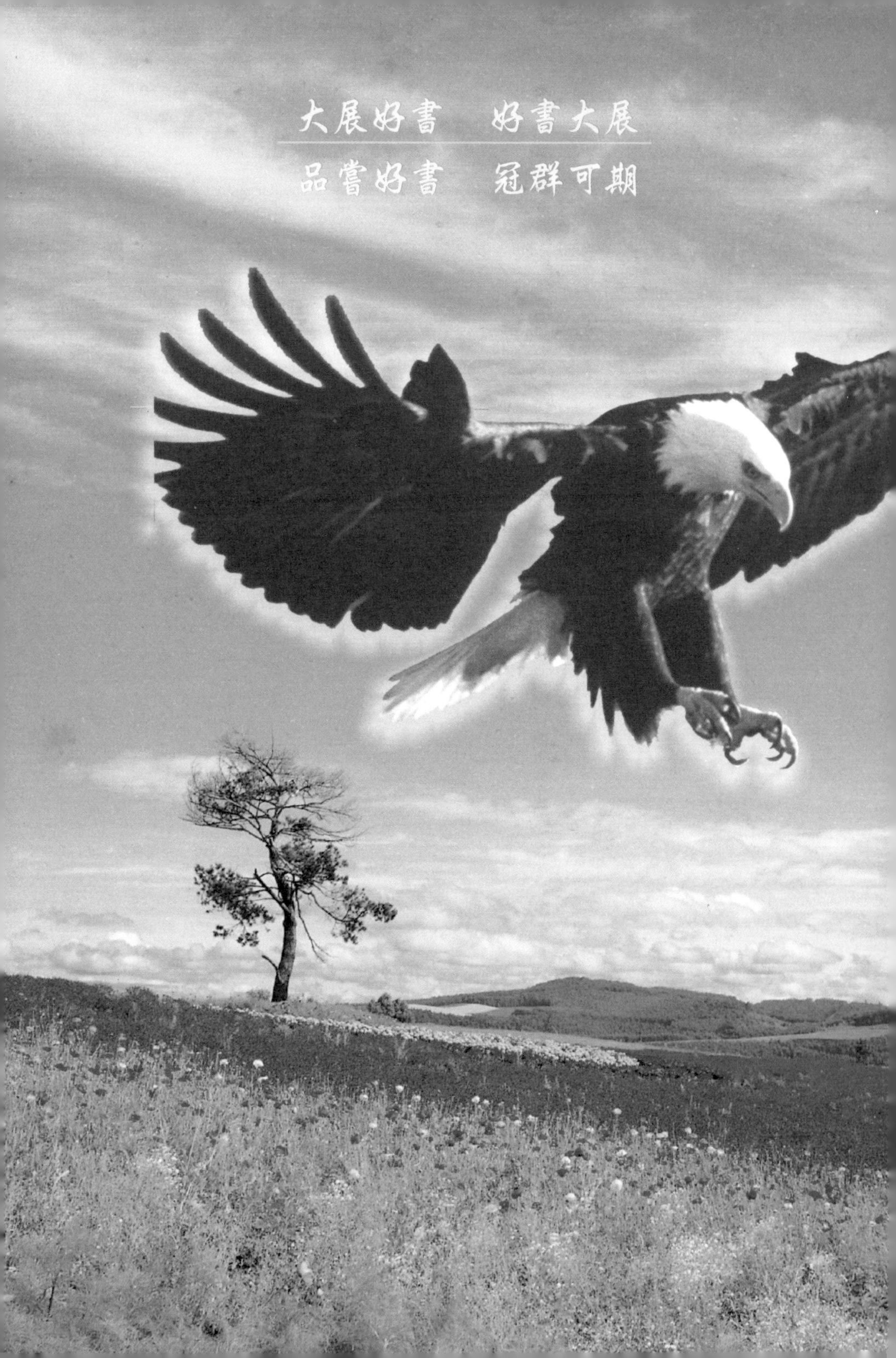
大展好書　好書大展
品嘗好書　冠群可期

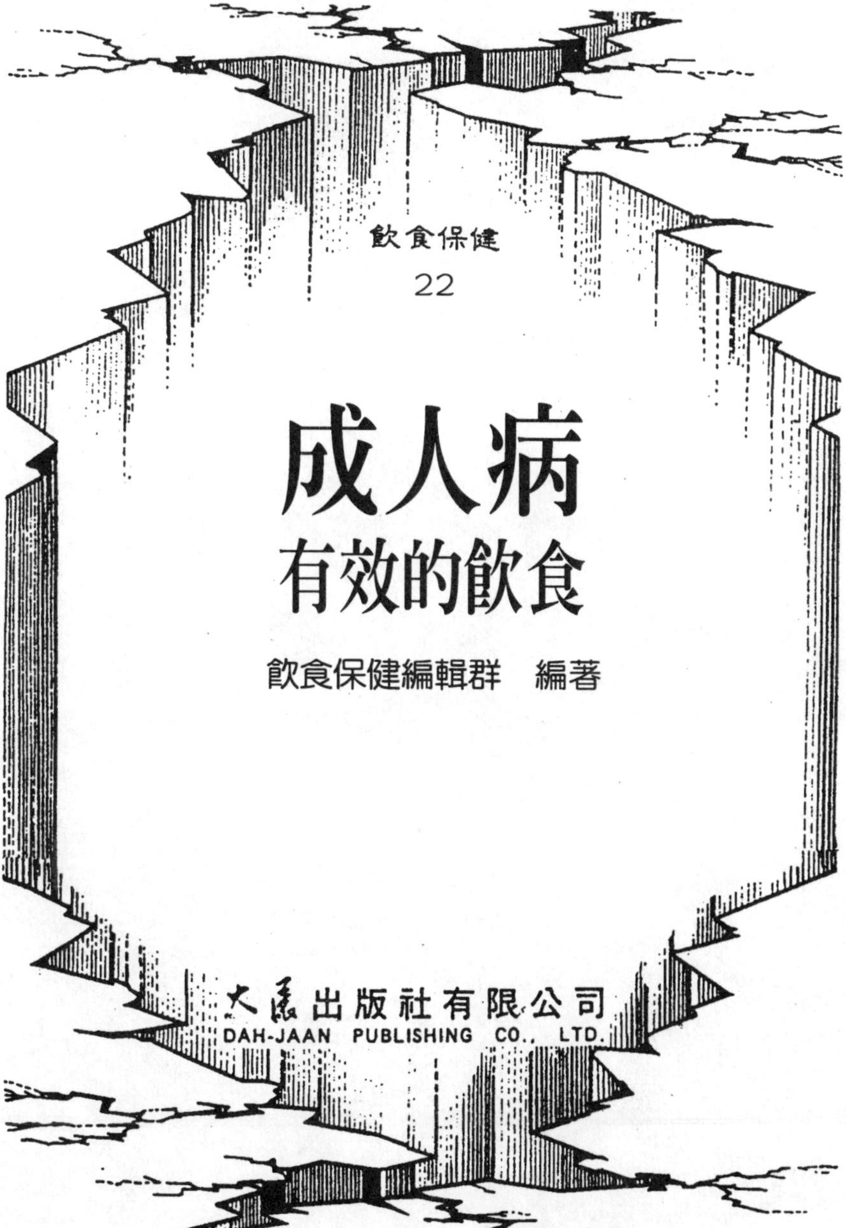

飲食保健

22

成人病
有效的飲食

飲食保健編輯群　編著

大展出版社有限公司
DAH-JAAN PUBLISHING CO., LTD.

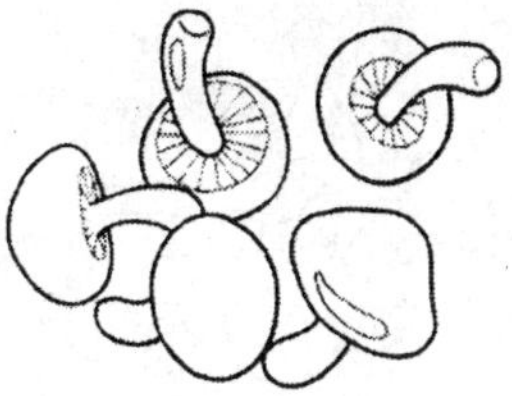

目錄

第1章　早上的健康粥

芝麻粥改善低血壓……一六
麻花粥預防前列腺肥大……一八
六神粥使元氣充沛……一九
酸筍雞粥去除頸背酸痛……二一
當歸小紅豆粥幫助熟睡及不孕症……二二
薏米茯苓粥去除身體毒素……二四
普凱（減肥餐）防止肥胖……二六
艇仔粥具減肥效果……二七
魚丸及第粥防止疲勞、調整身體……二九
蓯蓉羊肉粥提高性功能……三〇

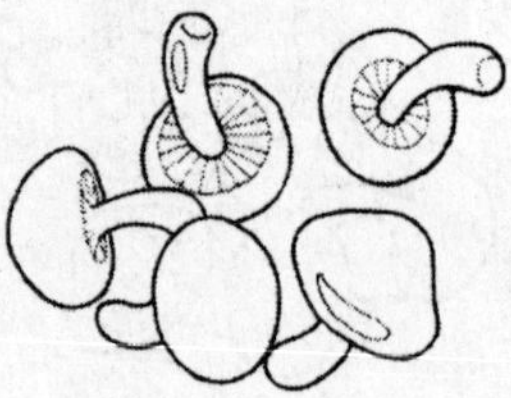

馬肉人參粥治療貧血或夜間頻尿……三二
越南氏椰子粥不會夏日感冒……三三
安眠粥消除夏日懶散……三五
黃精枸杞粥治好冷感症……三六
皮蛋丸子粥創造體力……三八
防風粥趕走感冒……四〇
薏米粥讓女性肌膚更年輕美麗……四一
坐著就能去除腰疲勞的體操……四四

第2章 享受自然風味的健康茶

車前草茶粉碎尿路結石……四八
合歡茶能消除失眠……四九
涼血桑菊茶治眼睛紅及血氣上衝……五〇
桑麻茶健胃整腸、防止動脈硬化……五二
石楠龍眼茶創造美肌防止風濕……五三
母菊和日本椴（心葉椴）消除壓力使頭腦清晰……五四

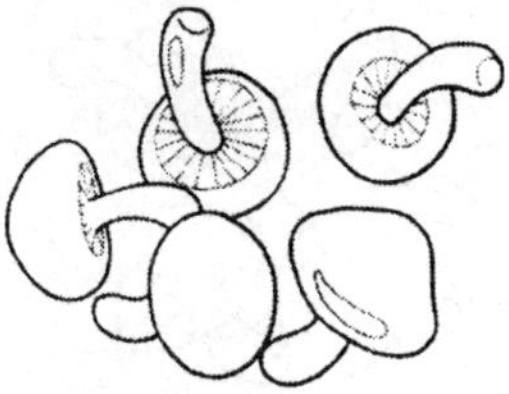

目錄

山楂紅棗茶可美容與保健……五六
杏仁露治療夏日感冒……五七
芡實酪可補充鐵質及精液……五九
蓮子雞蛋茶去除冷氣病使心情愉快……六〇
只要一天進行三次就能夠治療便秘的體操……六二

第3章 治療食慾不振的保健湯

蓯蓉牛尾湯恢復青春……六六
鮮果奶羊乳治療全身衰弱……六八
豬胰山藥消除糖尿的憂慮創造夜晚的自信……六九
冰涼芹菜湯能夠恢復夏日體力……七〇
紫菜豬筋湯強化足腰……七二
烏雞頭二煎方改善下半身失調……七三
玉草益氣湯對食慾不振具有速效……七四
淮杞田七湯提升體力抵抗感冒……七六
鵪鶉蛋湯讓身體重新注入活力……七七

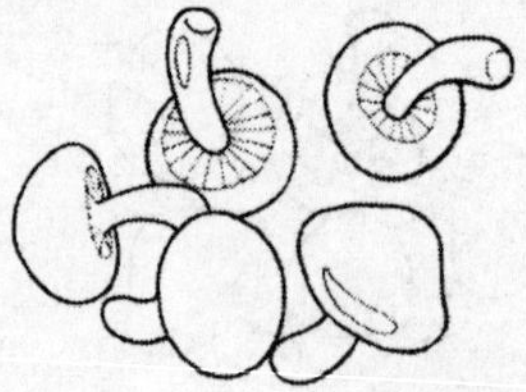

天麻川芎鯉魚頭去除頭痛……七八
玻璃油菜花是對胃溫和的爽口湯……八〇
五秒中就能使壓力煙消雲散的體操……八二

第4章 簡易健康麵食、甜點

辣味擔擔麵令你全身充滿活力……八六
蕎麥是培養超能力的仙人食……八八
泰式酸辣麵增添食慾消除疲勞……八九
羊肉薏米包子可以根治壓力性胃炎……九〇
田七老鼠麵強化肝腎……九一
不老菜能夠降血壓的回春菜……九三
煨千里鳳恢復元氣的強精食……九四
越式春捲增進食慾、性慾……九六
捲丹餅是受歡迎的長生不老食……九七
伏龍能消除成人病的不安……九九
四寶蛋能防止動脈硬化……一〇〇

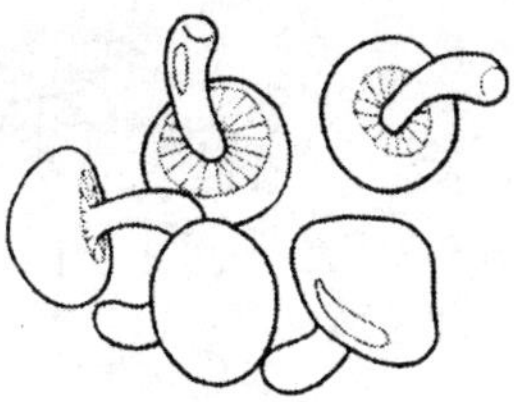

目錄

丁香蘋果可以健胃整腸及防癌……一〇二
香蕉花芯使肌膚具有光澤……一〇三
橙皮甘草湯消除腰痛……一〇四
蟲草冰梨提高心肺功能……一〇五
鳳梨酒滋養強壯、美容整腸……一〇六
使女性擁有美麗臀部的體操……一〇八

第5章 美味的飯與咖哩

蒙古式羔羊鍋飯增進食慾創造精力……一一二
天麻藥飯可以治療歇斯底里……一一三
八目鰻飯創造元氣……一一四
竹葉蘑菇飯是新婚夫妻的美食……一一六
鍋巴湯飯去除胃脹與胃灼熱……一一八
豬小排飯創造活力……一一九
羊肉咖哩能消除生理痛……一二〇
魚頭咖哩消除感冒的頭痛預防德國麻疹……一二二

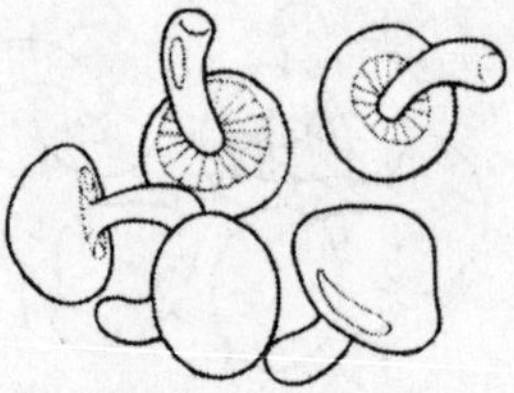

咖哩羊排消暑、增添食慾……一二四
加味四物湯刺激考生頭腦和食慾……一二五
姜黃粉去除膽結石、舌癌恐懼……一二六
咖哩墨魚捲預防夏日懶散症……一二八
治療骨盆歪斜，吸引異性的體操……一三〇

第6章 人人喜愛的沙拉與菜食

柿葉沙拉淨化血液，治療眼底出血……一三四
「格卡」消暑、鎮靜腦神經……一三六
金色瑪莉對初期的感冒有速效……一三七
韓國泡菜松子沙拉增進腦功能……一三九
銀耳花蛋是賞心悅目的減肥食……一四〇
涼拌黃瓜防止夏日懶散症……一四二
番茄炒蛋強化血管、預防癡呆……一四四
薊菜料理可以強化視力……一四五
山蒜泡菜增強精力、去除手腳冰冷症……一四六

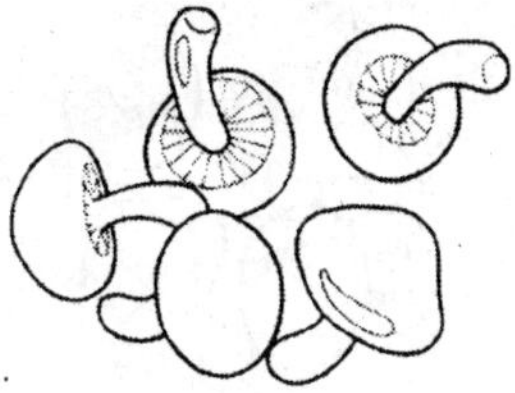

目錄

蒲公英煮田螺排出浮腫……一四八
枸杞炒筍是肝臟妙藥……一五〇
醃鹹梅治療打嗝、止吐……一五二
糖青梅使孩子的體質自然改善……一五三
金髓煎能強化肝臟遠離衰老……一五四
泡漬苦瓜防止懶散，調整腸胃……一五六
絲瓜料理使男人更強壯，女人更美麗……一五八
三果仙治療頭重及眼睛疲勞……一五九
涼拌馬齒莧是女性的藥草……一六〇
冬瓜豬排骨肉是病後的復原食……一六一
烏塌菜保護呼吸器官及預防腦神經疾病……一六二
花生豆腐防止癡呆及高血壓……一六三
黑豆生薑湯對感冒及宿醉有特效……一六四
山藥泥讓你安心渡過冬天……一六六
豪葷泡菜增強食慾，幫助房事……一六七
甘薯煎菜餅具強力整腸作用……一六八

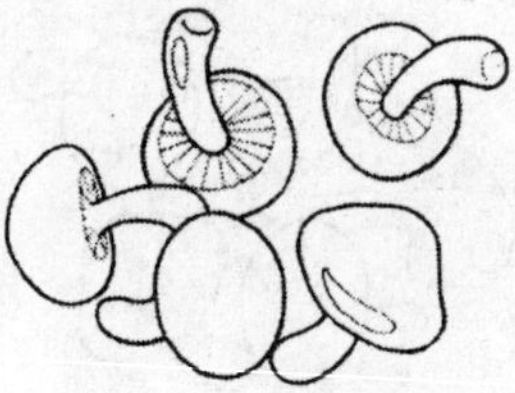

芋泥防止胃灼熱及胃脹……一七〇
木須肉具有止血、美肌效果……一七一
金合歡花是俄羅斯人的強精秘食……一七三
田七解決下半身的煩惱……一七四
十秒內抑制氣喘的愛犬姿勢體操……一七六

第7章 各種味覺的海鮮食譜

黃耆鯰魚湯增強體力……一八〇
鯉魚生血鍋能預防百病，喚回青春……一八一
花生鰤魚提高生殖能力……一八二
鰻魚漢堡能使頭腦聰明……一八三
蓼麥甲魚可以迅速治好重感冒……一八五
蠔柏魚辣麻醬是搭配葡萄酒的耐寒食品……一八六
糖醋蛤蠣使虛弱兒童變得更強壯……一八七
乾牡蠣料理具有增精作用……一八九
「炸渡蟹」能夠補充鈣質……一九〇

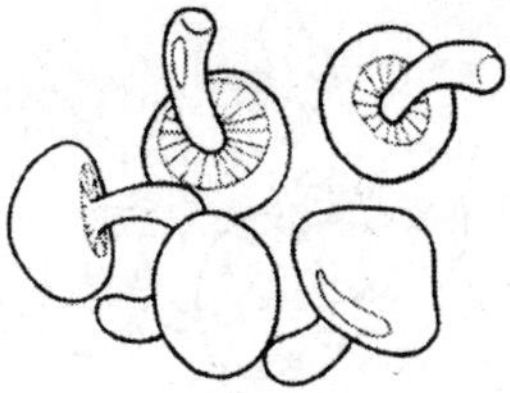

目　錄

三仙火鍋能保護胃及肝臟……一九一
鳳爪海參羹對風濕有效……一九二
干貝蝦腐具有健腦、強精效果……一九三
炒魷魚捲向蕁麻疹説拜拜……一九四
海帶柴魚片漬能消除疲勞……一九六
川芎魚丸是健胃強精食的精華……一九七
烤海鞘是美味的強精食品……一九八
海蜇干貝能夠整腸及降血壓……一九九
章魚趕走肝臟、子宮病魔……二〇一
柴魚強健食治療前列腺肥大或縱慾過度……二〇二
只要繞繞腳就能使腰痛消失的體操……二〇四

第8章　創造體力泉源的肉類料理

醋溜排骨使頭髮擁有光澤、皮膚恢復青春……二〇八
煮豬腳促進血液循環，消除心臟的毛病……二〇九
三煮鹽肝適合成長期兒童……二一〇

成人病有效的飲食

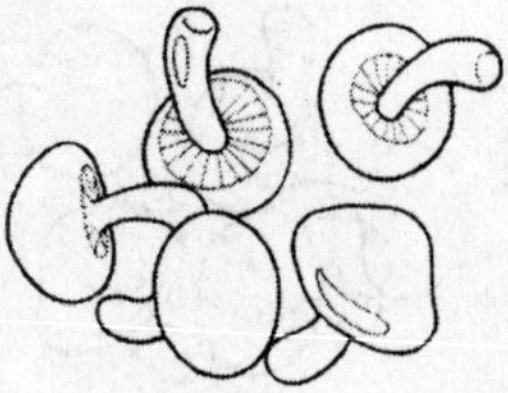

燜醬乳肉適合新婚夫妻食用……二一一
「肝腎料理」連法國美食家都喜歡……二一二
黃州東坡肉能夠預防斑點及雀斑……二一三
當歸羊肉湯補血及治療女性手腳冰冷症……二一五
白果羊肉豆腐是美味便宜的春藥……二一六
紅白豆羊肉湯連釋尊都會吃……二一八
羊肉凍是簡單方便的下酒菜……二一九
熘串蔥羊肉是冬季健腦食品……二二〇
涼八寶肉是消暑的強精料理……二二一
滷羊肉能產生元氣……二二二
西貢菜恢復視力與精力……二二三
牛腩蓮菜能消除酒後疲勞……二二五
炒腰子西洋芹去除水腫……二二六
番茄肝片全家人都可以吃……二二七
大黃糊抹吐司能使兒童健康、夫妻圓滿……二二九
烤雞肝能夠強精、利尿……二三〇

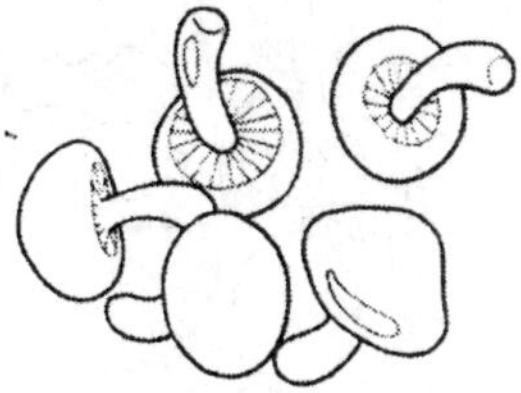

目　錄

「金雞湯」增添食慾……二三一
蔘雞湯預防中暑或夏季感冒……二三二
涼拌雞治療乾燥的肌膚……二三三
精髓壯陽湯防止暑熱癡呆，使下半身恢復力量……二三五
三味蒸鴿美味的糖尿病特效食……二三六
合鴨羊腩煲治療神經衰弱等症……二三八
龍頭雞湯使全家人渡過寒冷冬天……二三九
兔肉能消除糖尿病及便秘……二四〇
蛇膽浸雞能使男女興奮……二四一
烤香糟肉擁有如運動家般活力……二四三
一秒鐘內使頭腦清晰的體操……二四四

第9章　酒及火鍋料理

酒釀丸子能夠在寒夜享受極樂……二四八
生薑酒的威力擊退感冒……二四九
山酒去除感冒及痰……二五一

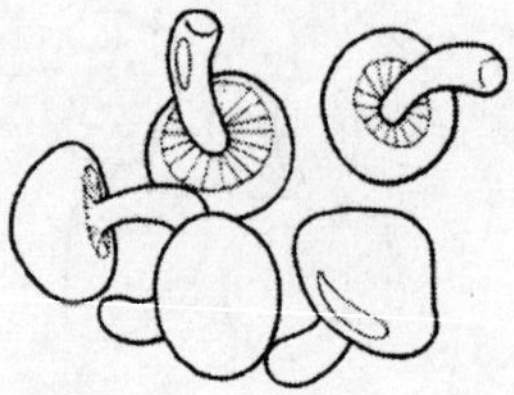

鴛鴦酒使夫妻和樂……二五二
舒筋酒對風濕或運動後遺症的劇痛具有特效……二五四
阿二三果酒消除低血壓的煩惱……二五五
菊花酒能治療膀胱炎與夏日懶散症……二五六
玫瑰酒能使全身彌漫玫瑰芳香……二五八
淮山杞魚生豬肉湯具有催情作用……二五九
鰤魚蠔火鍋掃除前列腺的不安……二六〇
鱈魚鍋讓您順利渡過寒夜……二六一
漢方肉臟鍋連高貴秘藥都比不上……二六二
適合夫妻一起做！使腹部纖細的體操……二六四

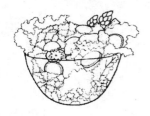

第1章

早上的健康粥

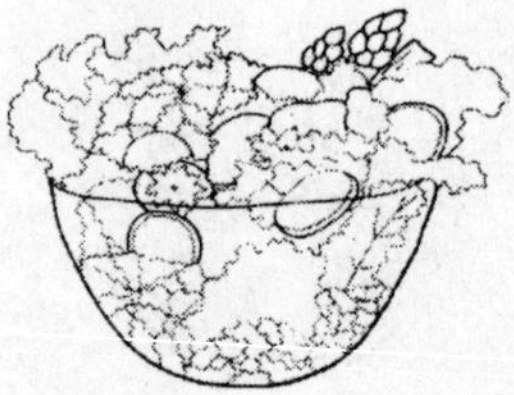

芝麻粥改善低血壓

因為低血壓造成性慾不振、不耐寒暑，對工作無精打采等狀況，可以使用「芝麻粥」來改善。這也是根治冷氣病拖得太久的方法。

芝麻、熟地黃、糯米三種材料合為一套，大家都會做。

小鍋中鋪上十公克熟地黃，再放進炒過的芝麻、糯米各一合（十分之一升），加進大量的水煮成粥。可加入鹽及少量的醬油引出芝麻香。

耐心的煮，就可煮出好喝的粥，完全沒有漢方特有的味道。

北玄參科的地黃，有調整血壓的作用，同時可提升氣力及體力，藉著維他命群和鐵質來溫熱身體。這時不要使用生的，而是要使用生藥調製的熟地黃。

黑芝麻用煎鍋略炒，稍微磨碎後使用。能夠防止成人病、提高生殖能力，可說是本保健食譜的主角。

糯米能夠溫熱身體、創造底力。有人說它不容易消化、會使身體發

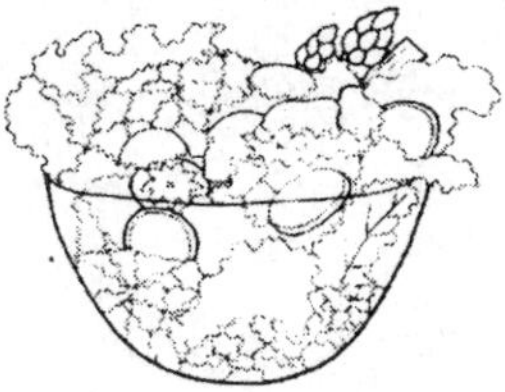

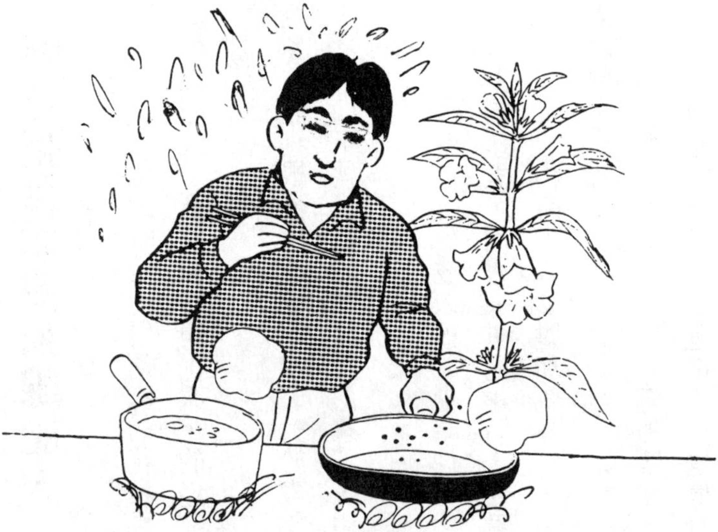

冷，那是無稽之談。

此外，芝麻還能降血壓。有人會問：「為什麼對低血壓症有效呢？」

因為它具有去除膽固醇，即去除銹斑的功效，這麼說各位就容易瞭解了。芝麻能夠補充鐵質和鋅。

具有安定精神以及前列腺機能的保健效用，無論男女老幼都適合。若有高血壓或下痢症狀時，不可使用。偶爾吃了能夠使頭腦清晰、腸清爽、起臥良好，堪稱是國人喜歡的美味藥用粥的代表。

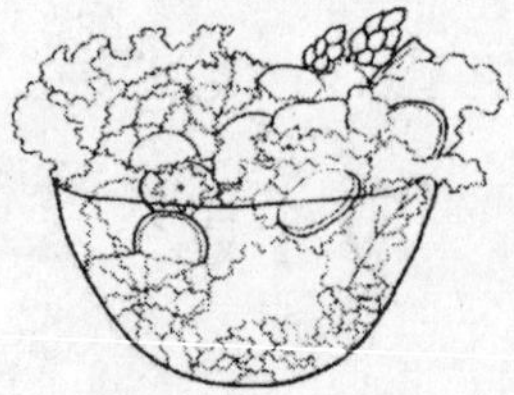

麻花粥預防前列腺肥大

「麻花粥」是使用芝麻的花和果實作成的粥。能夠治療早洩、防止前列腺肥大，還能預防消化系統的癌症，所以十分珍貴。花無澀味，而是充滿芝麻味的粥。

能夠根治病態性早洩，對於青年性或老年性都有效。

摘下秋天盛開的紫色芝麻花，用太陽曬乾。因為是小花，一天就能乾燥。

三合白芝麻放入煎鍋中略炒，然後放入用水浸泡過的三合糯米，加入多量的水煮。用小火煮兩小時，注意別溢出來。

第一小時加入食鹽和乾燥花，只要蓋住表面就夠了。以上為兩人份的材料。

若想吃甜味，可加入剝掉澀皮的栗子。趁熱食用，能夠迅速得到活化生殖機能的效果。即是指能夠雄偉挺立，具有顯著強化持久力的效果。

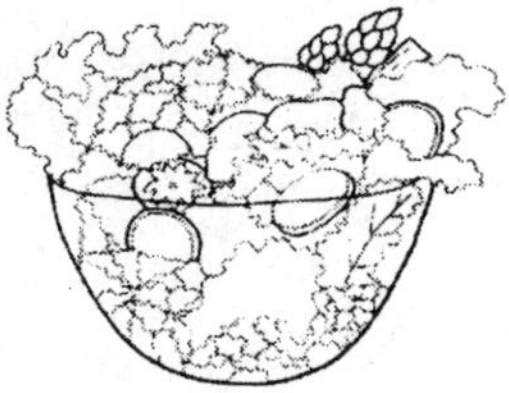

能夠改善頭腦狀況不良，以及末梢神經的過敏症。

中華料理不會使用太多的芝麻。因為味道和香氣太強，會破壞料理的微妙平衡。

在很久以前，從中東運來芝麻之後，就已經知道它的效果了。帶有花的芝麻也是如此。這些芝麻食已成為獨立的範圍，逐漸發達起來。

可以採摘晚秋的花。大量採摘，事先保存下來，會得到意想不到的恩惠。

六神粥使元氣充沛

當醫師宣告有點糖尿病的跡象時，因為非常失望而出現陽痿的現象。由於氣力衰退，導致身心疲勞無法去除時，利用古傳的「六神粥」可恢復健康。

此外，因為縱慾而精力不足時，也不要忽略了這個味道溫和的高級粥。

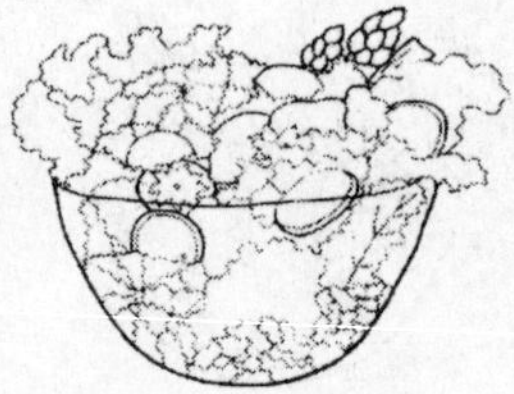

成人病有效的飲食

強壯強精的芡實，以及睡蓮科的蓮子和核仁各五公克，山藥九公克、茯苓三公克，全混入穀類中煮成粥。穀類最好是普通的米加上糯米和小米，各以等量的比例混合成一天能夠消化的植物生藥群。雖不含動物生藥，但卻具有強烈效果。

按照個人食量大小，來決定食用的量。

這個粥的特徵就是，全都要磨成粉末，再煮成粥。

三種穀類在磨成粉末前，需先用煎鍋炒過，炒成金黃色，所煮出來的就是香氣四溢的粥。能夠促進胰島素分泌，具有健胃效果，充滿著能夠鎮定神經的風味。

華僑中，有很多此道的老手，是一道能夠充分享受到味覺之樂的粥。由於材料並非劇性的生藥，因此不論性別、年齡、身體狀況都能攝取，是治療與保健的元氣粥。

材料在國內都有，芡實有進口罐頭，而蓮子即使是同類也各有優劣，但都能互補。有人說：「芡實適合男人吃，蓮子適合女人吃。」不過詳情不得而知。此外，六神粥和著名的「六神丸」名稱十分類似，但目標與內

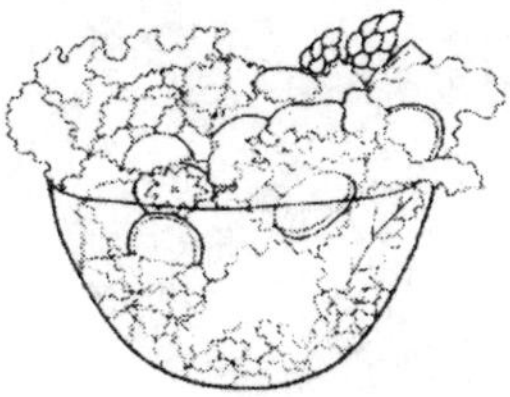

容完全不同。也許品嚐六神粥後，身體狀況良好就不需要六神丸的照顧了。此粥能迅速治好糖尿的失調，同時也能使房事再開，牙齒不好的人亦可安心品嘗。

酸筍雞粥去除頸背酸痛

吃膩了宴會料理，那麼來一道能讓胃袋休息，放鬆背部肌肉緊張的「酸筍雞粥」也不錯。

酸筍雞粥主要材料是醋漬筍。為家庭藥用粥，能夠消除胃腸邪熱、減輕肝臟負擔。

將切成薄片的新鮮筍用上等醋醃漬，變成軟的酸筍。帶骨的雞肉和蛋、比目魚、白蘿蔔、蓮藕等，放入鍋中煮粥，在起鍋前加入酸筍。酸筍不需要煮太久，要先用清水充分去除澀味之後再醃漬。

酸味四溢，堪稱為仙味粥，能夠使背肌放鬆。此外，還有一種能去除背肌僵硬的蠶蛾公酒，兩著的效果都不錯。

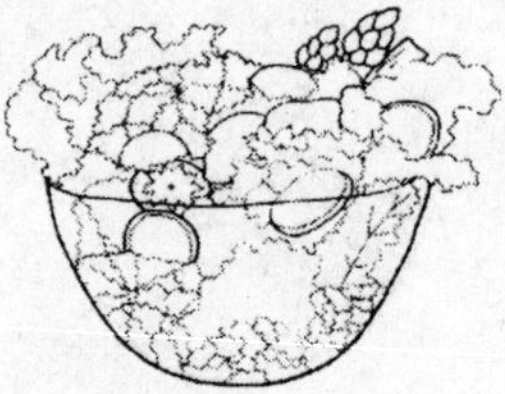

蠶蛾公酒是利用公蛾作成的藥用酒，屬於房中專用。若對蠶蛾公酒產生抵抗感的人，可以使用這個粥。粥中加入很多菜碼，但和什錦粥不同，整體看起來是白色的，也比較賞心悅目。

雞蛋先行煮過，剝殼後整個放入，才不會使得湯汁濃稠。切成像薄片的酸筍，放入的量為米的半量，如此即可決定出味道。

還要適當的加入其它材料。因為不像蛾酒需要專門處方，所以能輕鬆的製作。

能去除工作疲勞、遊玩疲勞、飲食疲勞，以及後脖頸的僵硬。

當歸小紅豆粥幫助熟睡及不孕症

當歸是中藥婦女系列中最重要的漢方藥物。但它亦能消除男性的疲勞、補血、提供維他命E，因此，也被加入男性專用的強精劑中。

能鎮定精神，發揮腦部作用，對於健忘、失眠有益。

當精力耗盡而意識昏迷、足腰疲累時，能發揮作用的就是「當歸小紅

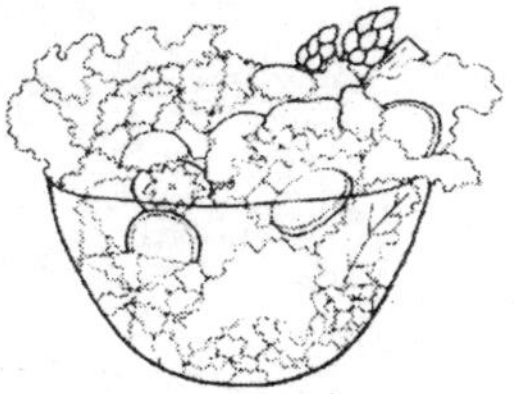

豆粥」。蜜月旅行後的夫妻可以吃。

放入當歸的小紅豆粥，能夠使男性恢復精氣，調整女性血道，很快就能有子嗣。在沒有生孩子限制的國家，這個飲食習慣一直被傳承下來。

小紅豆是製造元氣以及消毒的藥物。用水浸泡一晚，去除澀液的小紅豆一合，加入十公克的當歸，並放入適量的米煮成粥。以淡淡的鹽味來吃，非常好吃。

香氣四溢，光是聞到氣味就能鎮靜腦神經，使情緒穩定，恢復視力。

關於當歸有很多古老傳說。不孕的媳婦被夫家趕出來，因此發憤圖強，認真實行當歸療法。結果調理好了子宮機能，回到了丈夫身邊。

既然能生孩子，當然可以歸來，因此稱之為當歸。它能提高女性的敏感度，具有加強排除老舊血液的力量。也可用在撞傷、扭傷的時候。

根的頭部稱為當歸頭，在市面上販賣如拇指大的乾燥品，就是當歸頭。價格便宜，容易使用，和主根部的當歸顏色相同。

當歸是具有芳香性的生藥，和小紅豆的相合性極佳，因此可用來煮粥。具有速效性。是一種能去除身心污濁，具有清爽風味的粥。

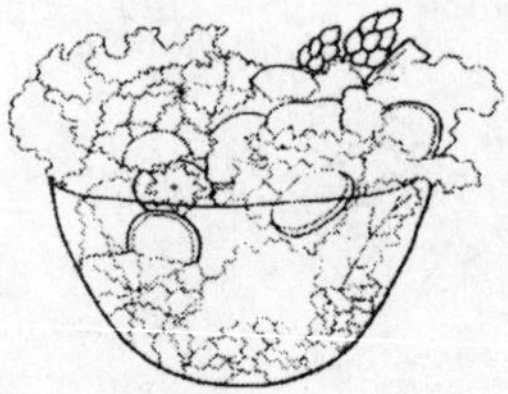

薏米茯苓粥去除身體毒氣

掃除身體毒氣，去除斑點、小皺紋，使精神安定、改善失眠的簡便家庭食，就是「薏米茯苓粥」。

薏米一合加入一把米，再加入三片茯苓片煮成粥，調成鹹味，加大量的水來煮粥。茯苓，通常如嬰兒手掌般大，厚約三毫米，顏色近乎象牙色，大致無臭無味。

這是著名的溫和漢方鎮靜劑，能將多餘的鹽分隨著尿排出，同時也是能夠整腸、健胃、強壯的仙人食品。和薏米同樣具有美肌的效果。兩著的藥性相合性極佳。

煮成沒有澀味的粥。

薏米具有淨血、抗癌、消炎的作用，是非常普遍預防成人病的食品，也能使皮膚光滑、強韌。在水中浸泡一晚，去除污垢。米洗好後，加入茯苓烹煮，是十分珍貴的藥物。

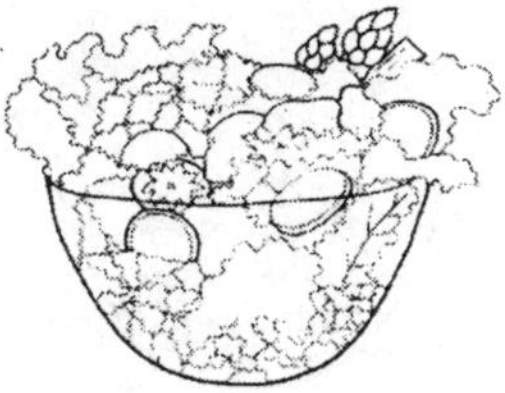

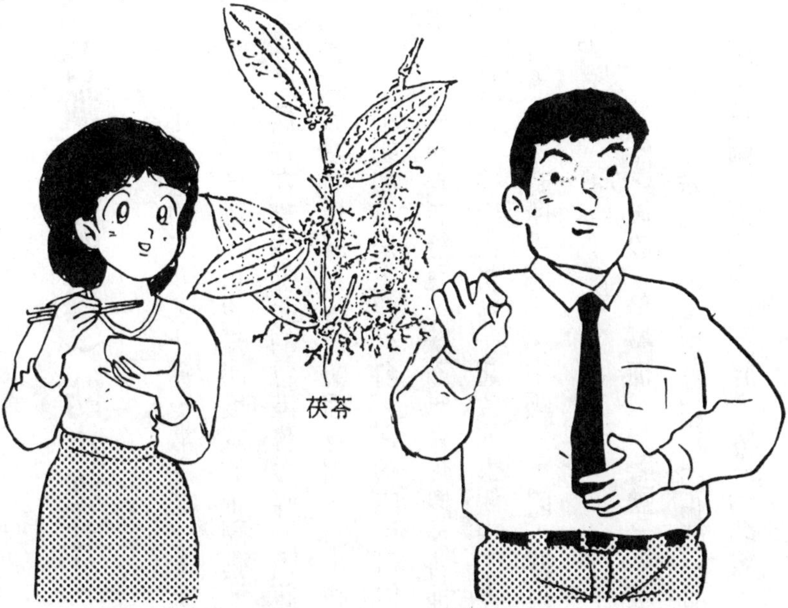

全部的材料都煮軟之後，即使是食慾不振，或是飯後胃不舒服的人，也可以藉著這個粥治好疾病。亦可當作老人食，減輕更年期障礙。即使是血氣方剛的運動員也可嘗試一下，能夠提高力量的可燃率。使關節連接處保持順暢，緊縮肌肉，去除腦的混濁，防止反射神經衰弱。薏米茯苓粥，是能讓國人往前邁進的粥。

對於精神異常、出現異常行動的年輕人也非常有效。

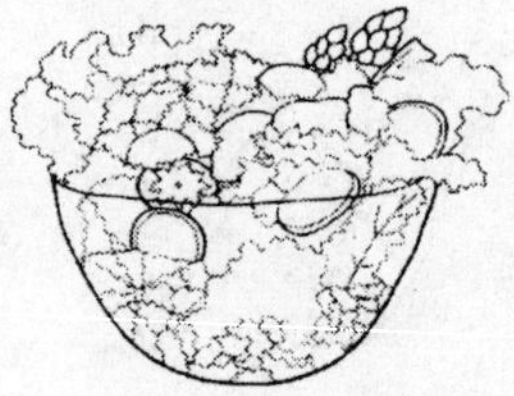

普凱（減肥餐）防止肥胖

在香港的印度人社會，常會吃「普凱（減肥餐）」。俗名奶飯，可說是印度式的中國粥。

居住在充滿營養的香港會發胖。因此他們藉著「普凱」，促進身心的新陳代謝。也就是說，清淨身體，防止肥胖。

牛奶和米是主要材料，在國內也可以製作。

副材料為綠豆、茯苓、香蕉以及各種乾果，其中乾果以棗子和葡萄乾最適合。將全部材料一起放入大鍋中，再加上香料、肉桂、荳蔻，長時間烹煮。這時所用的米和中國粥不同，據說越有黏性越好，因此較適合使用蓬萊米。

煮好之後放入醃鹹梅，藉著鹽分和酸味產生味道。

正確做法要加入黑砂糖，但也可省略。綠豆和茯苓都具有解毒、利尿、抗菌、消除異常肥胖、解熱的功效，是藥用食品。而綠豆茯苓湯則是

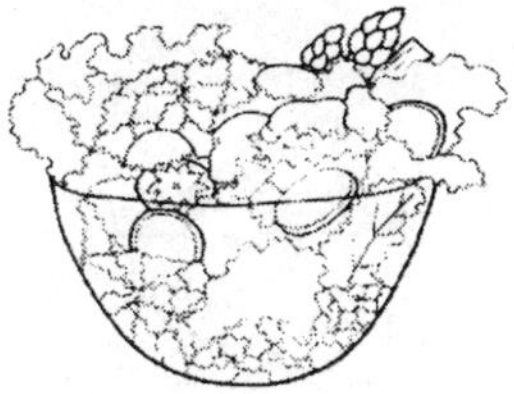

著名的女性淨血食。

總之，「普凱」是各種食材混合而成的，具有排除體內廢物的作用。當成正餐來吃，會覺得氣色不好的人，就改當成點心來吃，就不會產生抵抗感了。

艇仔粥具減肥效果

「艇仔粥」是水上人家的減肥食譜。

原本是海盜料理，因在狹窄的船上最討厭肥胖的身體，而且登陸時動作也比較慢，所以常會被欺負。內容包括魚貝類、帶皮雞肉、花枝、花生等一起煮成的白粥，並加入中國藥材蘆根。

具有去除體內毒素、利尿、消炎的作用。也可當成防止海鮮中毒的預防藥。

以上的組合，讓人了解到他們多麼有智慧。其雞肉來源為船上飼養的雞，肉質緊繃，非常好吃。

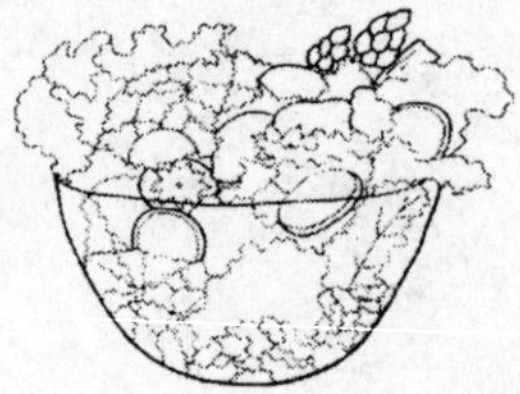

在家中製作的時候，利用手邊現有的海鮮類就可以了。將粥多煮幾次以去除黏性，再加入滾水，等煮到清澄時再放入蘆根及菜碼，用鹽調味。

蘆根是乾貨，也可使用蔬果店裡生的蘆根。假使沒買到的話，可以用竹筍代替，再加上海蜇皮。

撒上青菜或蔥來吃，不用擔心營養失調問題，就能減肥。海盜的另一項副業，就是誘拐婦女。

在船上生活的婦女，必須在波濤中站穩腳步，結果其肌肉就如同雞一樣緊繃，而培養出高感度的性器。另外，藉著艇仔粥擁有苗條的身材，培養出美肌，如此就能將婦女高價賣出。

此粥可以說是最好的美容、減肥食品。現在餐廳也有這道粥，深受歐美觀光客的歡迎。

若使用白肉魚和干貝，就能變成口味清淡的粥。適合高血壓症的肥胖者。

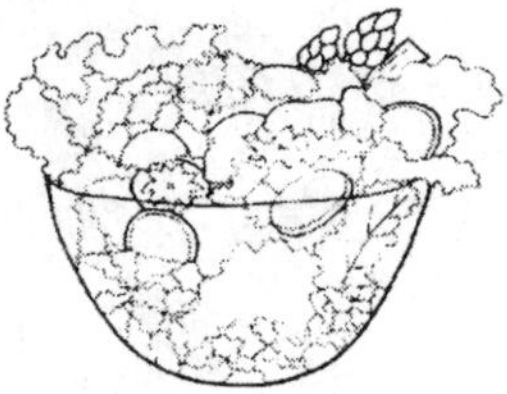

魚丸及第粥防止疲勞、調整身體

魚丸及第粥是能夠防止疲勞、調整身體狀況的藥用粥。內含有豬的各種內臟、瘦肉和魚丸，是用雞湯熬煮而成。

女性喝了之後能夠止汗，而且不用一直上廁所，所以常在約會前吃。男人即使徹夜遊玩也不會疲累。然而，材料則與我們的印象截然不同，口味十分清淡。

及第的意思，就是數起大拇指誇讚的意思。具有強壯強精的效果。

將大鍋中的水煮滾，再放入大量的芹菜葉及適量的當歸、川芎、八角。

將豬的瘦肉、胰臟、肝臟、心臟等內臟一起放入煮。

魚可使用竹筴魚、沙丁魚、雷魚、鮎魚中任一種，磨碎後做成魚丸。在另一個鍋中放入雞湯，並加入米、煮好的肉、切成薄片的內臟及魚丸，一起煮成粥。

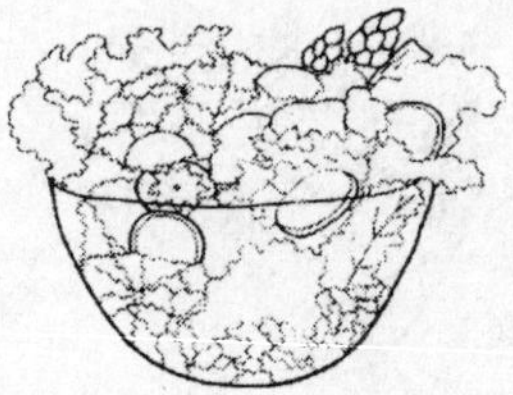

調味料要使用良質的鹽，然後再以醬油調整味道。這樣就可煮成口味清淡的高級粥，能夠使男性具有持久力。秘訣就是要挖出內臟的澀液。使用強精蔬菜香菜當成藥味，完全沒有動物的腥臭味，也可用冬蔥代替。

適合男女老幼，且吃了之後不會感到疲累。

蓯蓉羊肉粥提高性功能

在丈夫陽痿，妻子得了不孕症的絕望狀況下，可以使用「蓯蓉羊肉粥」。最初以為是丈夫無法使妻子懷孕，但是，再怎樣努力也無法懷孕，後來才知道妻子是石女（不能生育的女人），當場就失去了幹勁。原方是來自李時珍的『本草綱目』，所以應該有效。

肉蓯蓉十公克、羊肉和米各五十公克、蔥白一根、薑一塊，這是兩人份的材料。雖然不知是否能治好陽痿或是不孕症，但的確能夠讓沒有性慾的男女變得淫亂。

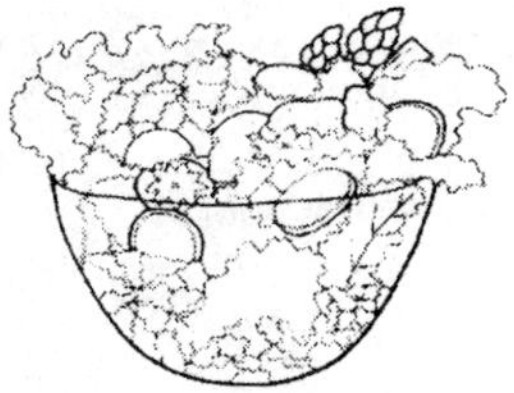

列當科的神奇蕈類肉蓯蓉真的很棒，效果穩定確實。乾的肉質莖是近似黑色的茶褐色，與熟地黃十分類似，很難分辨。

肉蓯蓉和羊肉一起煮粥，雖無副作用，但也要小心吃壞肚子，因此不要吃太多。

在正常化之後仍要繼續吃，注意點就在此處。雖然是肉質莖，但是，肉蓯蓉很難吃，所以在喝粥時可將其去除。煮此粥需很有耐心。

粥中的精華能提高性功能。神經疲累，甚至到了忘記房事的狀態，只要吃一次就有效。如果手邊有春蘗破胡紙、韮子的話，為了引出最高的強精效果，可以各放一公克來煮粥。兩者都是植物的種子，但是具有不同的作用。

粥的水分多加一些可以當湯來喝，非常有效。然而，有宿疾的人或是對於心臟血管、血壓沒有自信的人，最好不要喝，否則可能會造成「馬上風」，元氣變成了仇人。

通常光是喝粥並不會有問題，用少許的鹽調味，這是主要秘訣。在漢方的強精粥中，這是屬於構成和處方非常單純的一種粥。

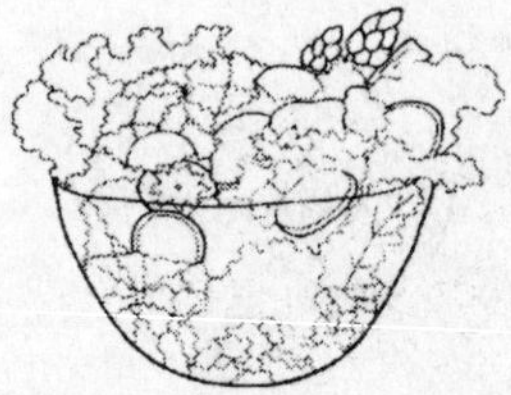

味道不錯，羊肉特有的濃厚肉汁能夠產生精氣，沒有強烈的藥味，或是味覺上的澀味。

馬肉人參粥治療貧血或夜間頻尿

能一舉提升精力、改善貧血、手腳冰冷症、夜間頻尿的就是「馬肉人參粥」。中國北方的人很喜歡吃，因為在冰天雪地的環境中，吃了這種粥就能夠溫熱身體。

原理是使用馬肉和人參，相信大家一定了解理由何在。馬肉和馬油以及人參、山藥、紅色枸杞子一起煮成粥。將諸材料切成短條狀，混入米用大火煮，撈除澀液和油，然後關小火熬煮，用鹽調味，煮成清澄的粥。

亦可加入馬心與馬肝。馬油最好使用鬃毛油，如果沒有的話，普通的馬油須按照奶油的要領，在起鍋前放入，且以加入一大匙凝固狀的油較好。

二合米加入一百公克的馬肉，及七年生的人參一根，山藥二十公克、

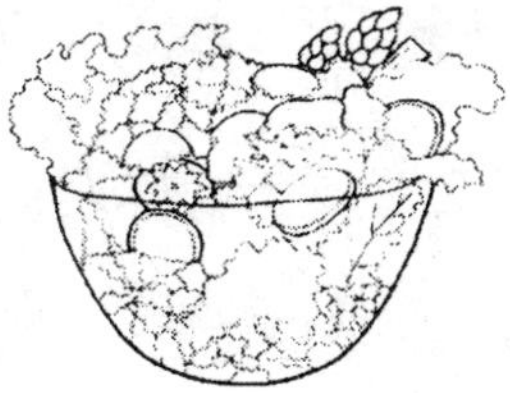

枸杞子一把，再加入大量的水就可以煮成粥。

男女兩人當宵夜吃，不會造成胃脹，而且立即就會受到熱情的支配，馬肉就是具有這種藥效。連馬蹄、體毛、汗都可當成藥用，肉和脂肪就更不用說了。

事實上，在法國料理中，就經常使用馬肉來產生精力。

不必半夜起來上廁所，而且尿勢的威力驚人，不會留下殘尿感。能治療枕部發麻及血壓問題，是保溫強精食。

越南式椰子粥不會夏日感冒

越南式「椰子粥」，是幫助你度過夏天的強精食。以女權社會為主的越南，是不允許精力減退的事情發生。夏天要增強體力，預防夏日感冒、中暑或是治療糖尿病性陽痿，都可以使用這種粥。因為是比較罕見的冰涼粥，所以較適合文明人使用。

在暑熱時喝熱的粥，實在是一種苦行，有的人會覺得很厭煩。在悶熱

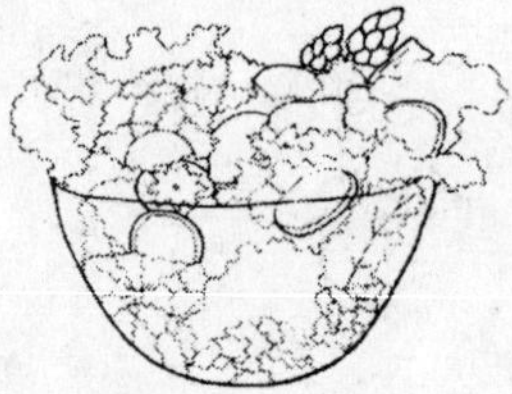

的南方，根本就不太喜歡吃熱的飲食。

椰子粥可去除身體的發燙、止渴。在水果店買綠色的椰子，然後準備好薏米、豬的胰臟、豬肝等。要選擇新鮮的內臟。

三種皆要用水充分洗淨。胰臟切成薄片放入鍋中用水煮，煮至水乾再用鹽調味。

椰子頭部水平切開，材料冷卻後放入椰子中，切下部分當成蓋子，擺在冷凍庫，避免椰子汁撒出來。冷卻之後，在大盤中擺入碎冰，再擺上整個椰子。

這樣就具有保冷的作用，又可防止椰子滾落。拿掉蓋子，用湯匙一邊攪拌一邊吃，就能品嘗到風味絕佳的清涼飲料。

椰子汁是南方的美食，在冰涼之後可以去除青臭味，就好像甘露一般。喜歡的話可加入蝦、蟹、貝肉、白肉魚及鳳梨，風味絕佳。

漢朝名將馬援，在西元四五年，結束了越南佔領軍司令官的任務後，歸國時，難忘椰子粥的味道，因此載了三馬車的薏米回來。

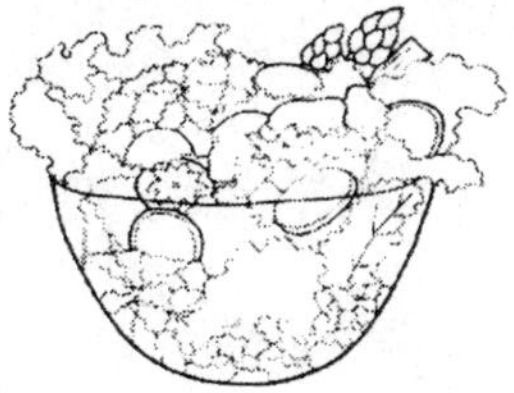

安眠粥消除夏日懶散

暑夏體調降低，伴隨身心失調、失眠，可藉由食物療法「安眠粥」來改善。這是高溫多濕的大陸南方傳承的食物療法，可以參考一下。

尤其夏天失眠、神經衰弱時，可利用遠志、茯苓、合歡花的藥性來治療。

曬乾後的遠志根，可去除體熱、安定精神，成為南方治療痴呆、提高性能力的藥物。也能去除夏日懶散症的身心虛脫狀態。

其次，就是猴頭菌科的茯苓，具有利尿和忘憂的作用。

而合歡花可紓解憂鬱症，對於失眠或不安具有特殊效果。

以上三品各三公克，與米混合煮成粥，用鹽調味，就成為本處方。

皆為漢方精神神經系統的重要藥物。但因溫和效力，與藥性具有微妙差距的緣故，合起來才能產生綜合效果。三品皆是具有強精劑內容的傳統生藥。

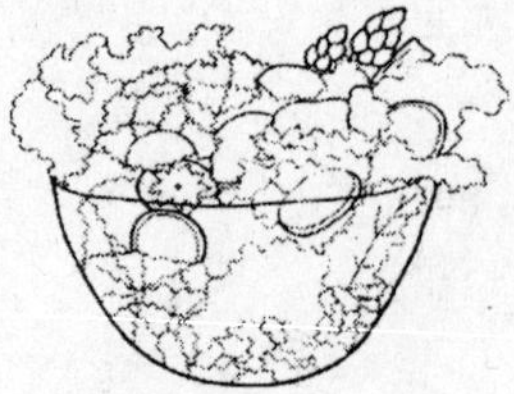

安眠中還具有鎮定和氣力充電的作用。在暑熱的時候，若是覺得太難熬，喝一些漢方粥就能睡得很好。

雖是採用漢方生藥，但煮成粥後加點鹽調味，全是古人的食物。一定能夠睡個好覺。

黃精枸杞粥治好冷感症

鳴子百合和枸杞子的採收期都在晚秋，因此，在這時最適合品嘗「黃精枸杞粥」。是一種強精滋養粥。

補強精氣，同時對於治療糖尿病、冷感症、高血壓、陽痿的症狀，提高感度，都有非常好的效能。

黃精與枸杞子各十公克，放入鍋中煮粥。剛採摘時可使用生的材料，其他的可曬乾保存。

生藥調製的二品可在中藥店購買，若是新鮮的會更棒。

兩者不光是季節吻合，連藥效的相合性也很好。因此，在民間兩者一

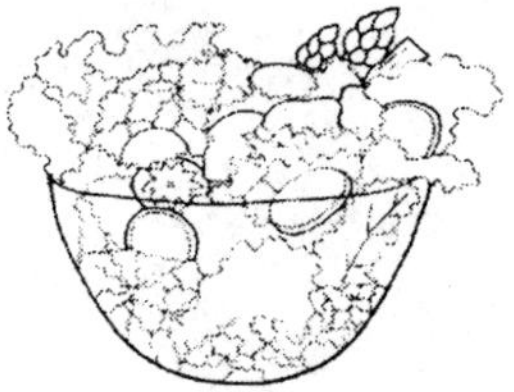

併使用的方法有很多。其中之一就是煮成粥，而且大多會加入干貝一起煮。

不過，有的人喜歡清淡的口味，加入少許鹽即可。怎樣吃也吃不膩。男女一起吃，能夠使房事進行得更順利。黃精是日本的偉大的俳句詩人小林一茶的愛好食。將粥、酒、黃粉一起熱心的吃，擁有精力絕倫的一生，因此異名為「排精」一茶。

保存法為先在日光下曬乾，然後乾燥，再用酒或砂糖醃製，可在酒中加入枸杞。

乾燥二品以等量的粉末各用一茶匙，早晚服用可得到與吃粥同樣的效果。也就是說，除了吃粥外，還有其他用法。

換言之，這是應該要經常食用的天然強精劑。

沒有副作用問題，能夠使病後體力迅速恢復、改善虛弱體質。市售的黑色或黃色皆可，差別只在於植物性與調製法的不同。其效用相同，都能煮出令人喜愛的粥。

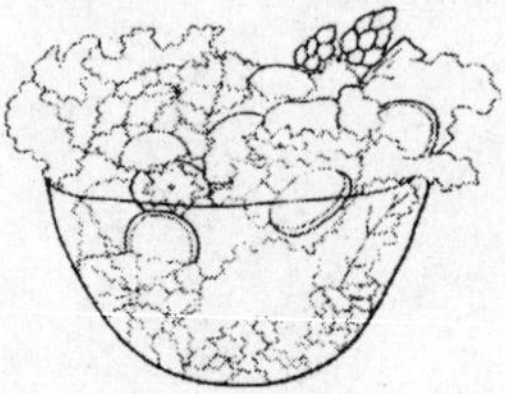

皮蛋丸子粥創造體力

使胃腸清爽又能創造體力的漢方粥，就是「皮蛋丸子粥」。用何種皮蛋都可以，儘可能選擇鹹皮蛋。其和乳酪一樣擁有很多不同種類，強烈的香氣能夠誘發食慾。

可加入一匙的雞油或椰子油，混入米中，並加大量的水長時間烹煮。

另一方面，在豬絞肉內加入剁碎的薑、長蔥、蒜以及辣椒，調拌均勻之後捏成丸子，再用芝麻油炸。放入粥中煮。若能得到鯔魚的話，將一半的魚肉剁碎混入豬絞肉中，捏成丸子，就能品嘗到高雅的味道。

粥煮好後放入撕碎的油條，撒上香菜趁熱吃。若沒有油條，可用油豆腐皮代替。不喜歡香菜味道的人，可用芹菜代替，味道都可搭配。

如果是用普通的皮蛋，就必須加鹽，若使用鹹皮蛋就不需放鹽了。以上是上海某位藥學者教導的方法。

這位學者在出國時，因為覺得在外用餐很麻煩，所以就用白粥配皮蛋

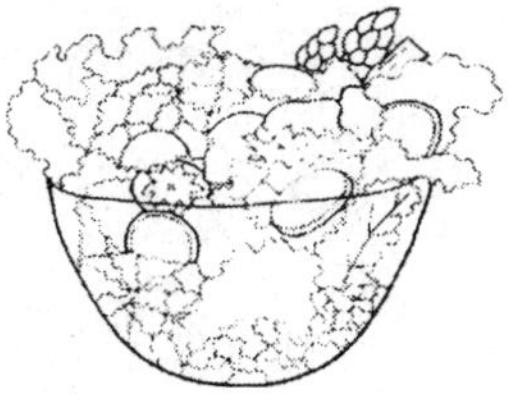

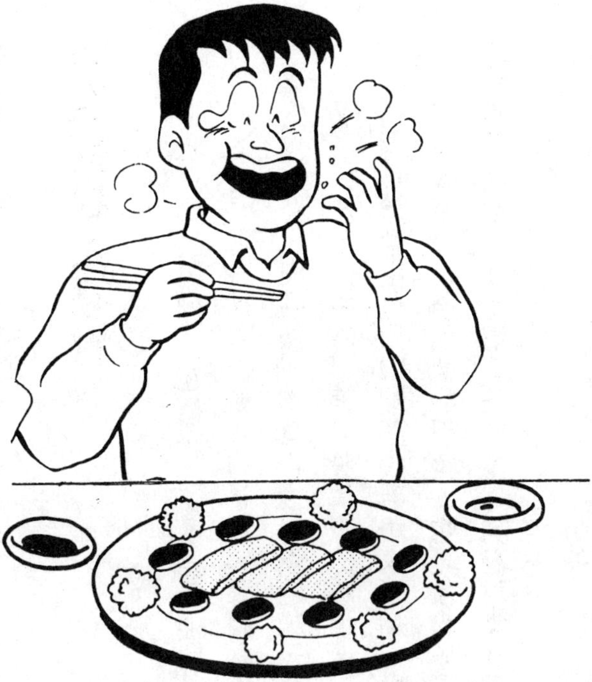

當成早餐。回家之後，還讓家人做皮蛋來吃。所使用的是，用稻草包著，浸泡在馬尿中成熟的皮蛋。有各種千奇百怪的皮蛋製法，不禁讓人想起最初鴉片餅製造的手法。鴉片最初也是當成藥用物質來吃的。

這種民族的異能，與偉大漢方的創造發展互相結合。但是，皮蛋丸子粥真的是非常美味，吃過的人都讚不絕口。

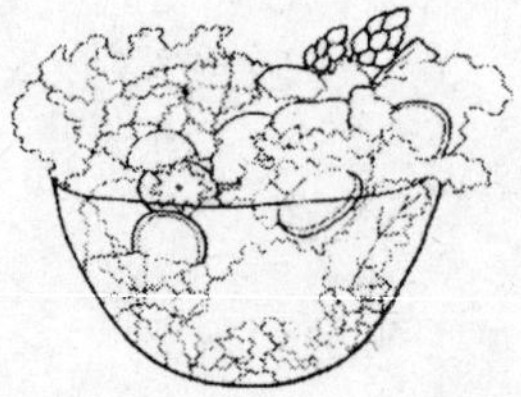

其特色就是皮蛋混入米中一起煮。早上吃一碗，一整天足腰的寒冷都能去除。工作不會覺得疲倦，甚至能夠擁有通宵夜遊的體力。

防風粥趕走感冒

年末芹科的珊瑚菜在溫暖的海邊冒出新芽，新春時採摘，可以做成「防風粥」。防風是防止風邪的意思。據說食用這種粥之後，能在往後的一年內預防感冒與頭痛。粥煮好後用鹽調味，再放入新芽，煮至略滾後關火。喝了以後，口中瀰漫著一股清爽的味道。

珊瑚菜是做生魚片的配菜，若用來煮粥，則別有一番滋味。

主要藥用部是珊瑚菜的根莖，也是漢方感冒藥的主要生藥。漢方代表的粉刺治療劑，就是清上防風湯。另有可當感冒藥使用的防風通聖散等，的確是藥草。

全草當成家庭食或民間療法使用，亦可當成泡澡材料使用。具有解熱、解毒、發汗、去痰、止咳、治療寒冷的效果。

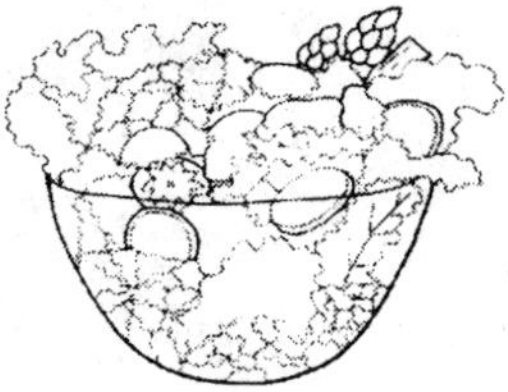

此外，珊瑚菜對於高血壓、動脈硬化很好。昔日一旦小孩得了腮腺炎時，會去搶附近鄰居老婆婆的吹火竹，然後呼呼的吹起火來煮防風粥。據說這樣能驅散棲息在小孩體內的病魔。珊瑚菜的根可以乾燥保存，葉可當作食用材料。用新芽做成美味的粥，可說是超過藥用食的美味食品。

在重視白米的古代，製作此粥時並不會加入任何的混合物，而會直接煮。

伴隨清涼感的獨特甜味瀰漫在口中，久久不會消散。為了產生這個風味而使用珍貴的白米。現在在海岸邊自然生長的珊瑚菜已經很少了，但還是存在。

如果能發現新芽的話，那真是一大樂事。根對於難治的偏頭痛具有很好的效果。總之可以治好感冒。

薏米粥讓女性肌膚更年輕美麗

具有強精作用是「薏米粥」的特徵。是以薏米為主，再加入桂枝、蓮

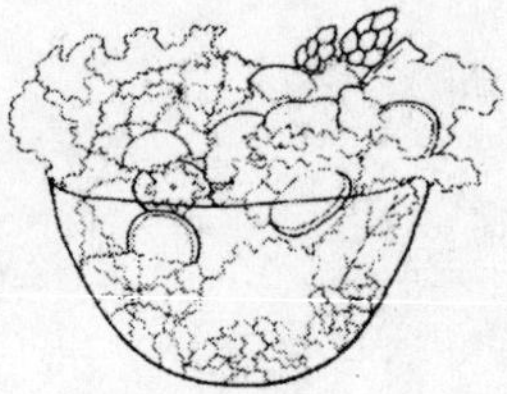

子、茯苓的藥用粥。

薏米煮好後，加入良質的枸杞子。不要煮成甜味，利用自然的甘甜味及微酸味，引出藥用粥的濃厚味道，使得強壯效果倍增。

能夠去除肌肉、關節的僵硬，有助於消除腦神經的焦躁。這個藥食能夠創造美肌，預防成人病，治療性神經性衰弱症，使排尿順暢。雖不能誇張的說它是不老回春食，但若經常食用，的確能使臉和下半身的皺紋拉平。

是中國南方的名粥之一，在家中也可輕易製作。做法為薏米三合、蓮子一合，先用水浸泡二十四小時。桂枝三公分正方形，茯苓粗的粉末五公克，一起用大量的水煮。

在中途加入一把枸杞子，用鹽調味，如此就能享受到爽口的美味。

習慣用強精食的人可能覺得不夠，但是它能夠去除體內的毒，消除身心的緊張，同時對於性生活有所貢獻，吃了之後就可以知道了。具有使女性乳房膨脹的效果，適合當宵夜吃。

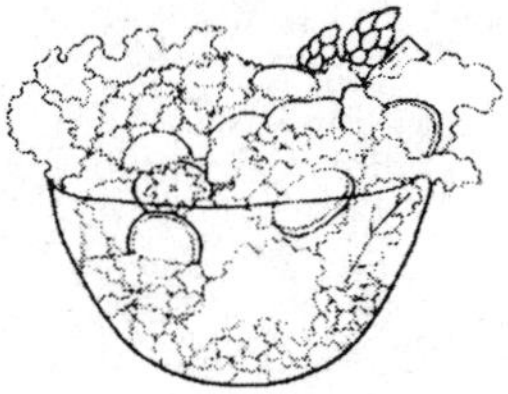

第 1 章　早上的健康粥

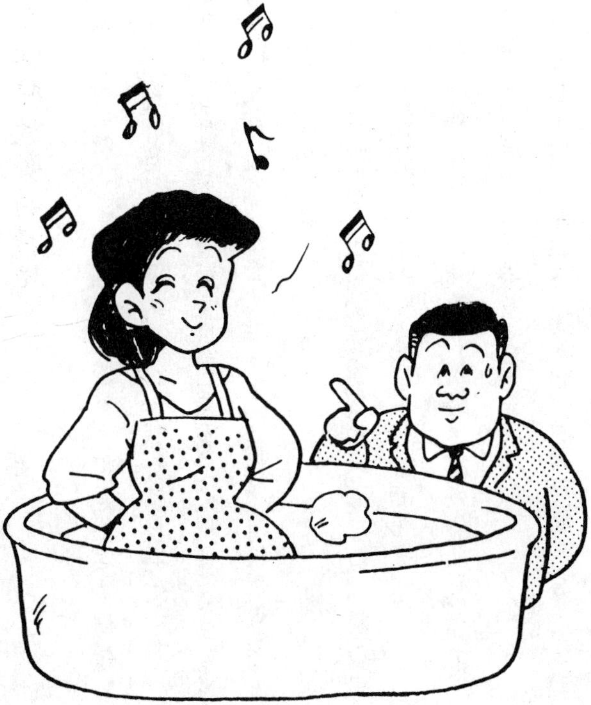

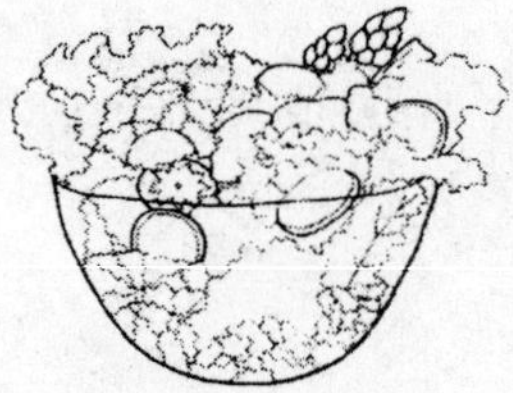

坐著就能去除腰疲勞的體操

漢方認為，腰柔軟是不老強精的基本。但是如果不鍛鍊，就無法使腰柔軟。在泡澡時就可以輕易的進行「保腎體操」。

的確能使腰關節柔軟，使腎上腺荷爾蒙分泌機能、生殖系統、泌尿系統等綜合的生命能源恢復年輕。在你還沒有使用保腎丸、腎氣丸之前，可以嘗試這個方法。

盤腿坐，使右腰往前推出似的慢慢旋轉。頸部以同樣的慢步調朝反方向轉，亦即是朝向右後方逆旋轉。

腰和頸部都扭轉之後，然後改朝左轉。在一般的動作中，頭部會跟著腰的方向轉，重點就在於要反方向進行。

尚未習慣之前，可以雙手叉腰，用拇指推腰，如此比較容易旋轉。腰椎、胸椎、頸椎筆直挺立，條件就是要先溫熱腰帶。因此，最好是泡澡時，在寒冷時期比較適合。

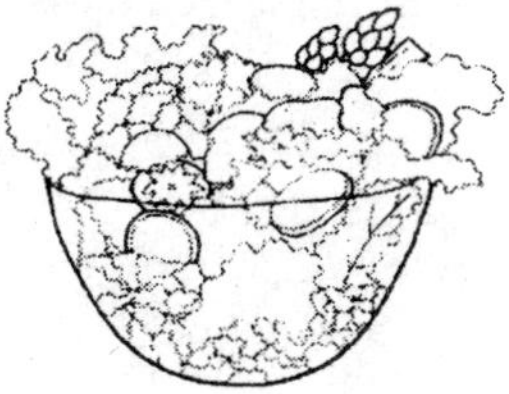

保持悠閒輕鬆的心情，慢慢的旋轉，去除腰周邊的緊張。後脖頸也以同樣的方式旋轉。

很多運動或武術都以腰為主，而且會伴隨跳躍動作。利用這個體操就可以放鬆腰肌肉的緊張。只要一天實行幾次，立刻就有恢復年輕的實際感覺。能去除腰的疲勞，比藥劑更能迅速奏效，而且不會使胃、肝、血壓出現問題。

在旋轉後脖頸時，以好像繞過肩膀看後方似的充分旋轉。後脖頸的僵硬與腰部肌肉一致，所以同樣也能放鬆。反方向的扭轉，能更有效率的進行柔軟化。如果也一併進行收縮放鬆腹部的臍式呼吸，就更能提高效果了。

這時要記住用口吸入的是死氣，用鼻子吸入的是生氣，要學習這種仙人呼吸法。

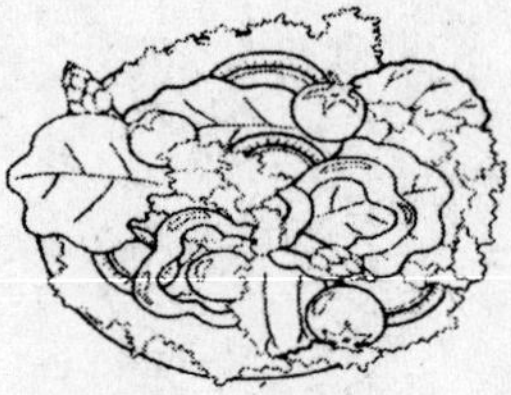

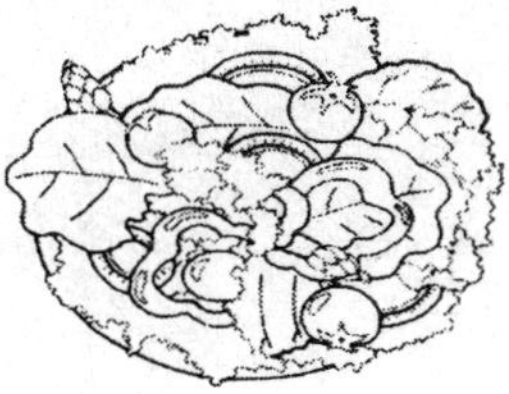

第2章

享受自然風味的健康茶

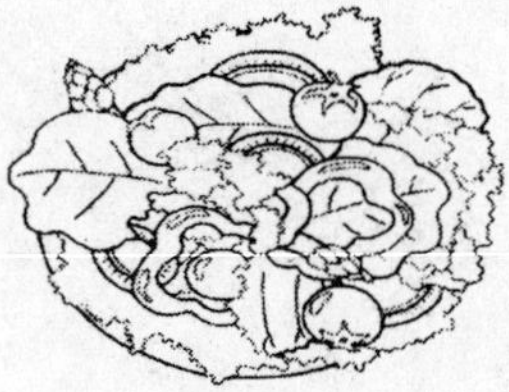

車前草茶粉碎尿路結石

經常使用鬱金者不會有結石。利用鬱金的結石去除法，即為「松仙排石方」。配合了鬱金、連錢草、車前草三種增強效果的處方，同時添加了薄荷風味。

別名松仙茶，是親手製的藥用茶，所以可以應用。對於尿路結石特別有效。

夏天體力降低而尿量減少，很容易就會出現尿路結石。這三種材料國內都有，但是鬱金是屬於暖地的栽培物。具有積極粉碎石頭的藥理作用與利尿、鎮痛消炎作用。

鬱金是金黃色的根塊，連錢草則是生命力極強的藥草。

車前草的種子車前子是漢方重要藥物。此時拔取全草使用。乾燥品各二十公克一起煮好，一天分三次飲用汁液，就能使尿順利排出。

對於膽結石、腎結石具有非常好的效果。不管是哪一種植物，除了治

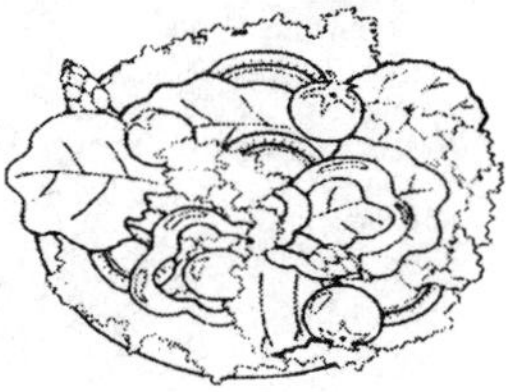

療結石以外，都還有廣泛用途，因此，可以栽種在田園中。每年一定會生長。鬱金花具有神秘的美感。

總之，最好自行栽種連錢草與車前草。

合歡茶能消除失眠

對於消除壓力、失眠、不安具有安定效果的，就是「合歡茶」。將合歡小枝和樹皮曬乾，剪成適當大小沖茶來喝。春天時採摘嫩葉，用水沖洗去除澀液後，就可泡茶。

日本健康法名家貝原益軒留下一句名言，「心應常樂而非常苦，心應常勞而非休息」。

春天以後，要做開花期的茶時，可以利用花做成花茶。不光是嫩葉可以使用，連小樹枝、樹皮、花都可以使用，真正引出合歡的價值。

全都具有鎮定、鎮痛、強壯、解悶的作用，能夠使心情平靜。

花別名夜合花，可以當成睡前的花茶。能使你擁有一個優雅的夜晚。

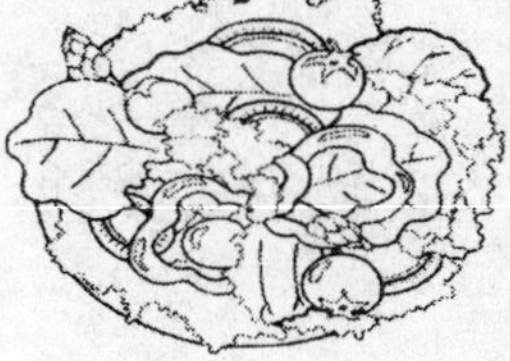

在漢方中，以類似的目的製造「合歡茶」和其他植物生藥一起搭配。可是因其為專門處方，所以很難處理。

只要能夠得到新鮮的合歡，則外行人也可輕易的製作合歡茶。名稱好聽，口感極佳，而且效果溫和，沒有副作用。

分量及沖泡方式皆與焙茶相同。在撞傷、腫脹、疼痛時也可以使用。

將皮煮成濃稠狀，厚厚的塗抹於患部，能減輕慢性肌肉或關節的疼痛。

這時如併用合歡茶，則能迅速痊癒。

涼血桑菊茶治眼睛紅及血氣上衝

在熱帶亞洲是使用漢方清涼飲料來消暑。

在此介紹「涼血桑菊茶」。桑葉和菊花都是乾燥品，以七比三的比例做成味道較濃的汁液飲用。一日量是一把桑葉一把菊花。

這兩種在國內都很豐富，用法也很容易。

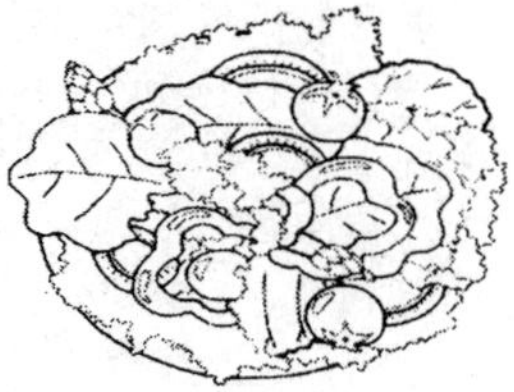

因為暑熱而覺得血液濃稠時，可以沖茶喝。藉此能消除眼睛的充血，去除頭昏腦脹。清除血液的熱毒，驅除肝臟的邪熱。

雖說肝臟是肝臟，眼睛是眼睛，不可混為一談。但是喝了以後，的確讓佈滿血絲的眼睛變得清澈。

不只是夏天，在參加難以應付的演講或是電視演出的前後，飲用也不錯，能夠去除血氣上衝的現象。眼睛發紅時，也能立刻治好。是具有清涼味而容易喝的茶。

不知是否具有穩定血壓的效果，然而飲用後卻可去除後脖頸的僵硬，變得很輕鬆。

冷熱飲皆宜，可依個人喜好來使用。

如果桑葉先在煎鍋中略微烘烤，再和菊花混合，則會香氣四溢。

這是古代民間長時間研究出來而流傳至今的簡單飲料。

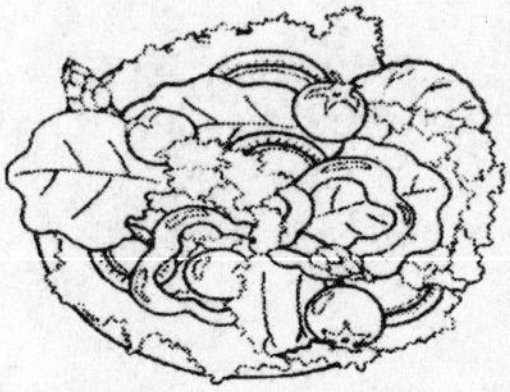

桑麻茶健胃整腸、防止動脈硬化

能夠健胃整腸、預防及改善自律神經失調症、支氣管的問題及動脈硬化的就是「桑麻茶」。

桑葉和略微炒過的芝麻各半量所沖泡成的茶。現今已被視為是一種漢方，在市場上也有，可以利用桑茶成品，或至食品店購買芝麻來沖泡。

利用帶有濾茶器的小茶壺，以茶粉的方式來喝。香氣四溢且容易飲用。

在兩者混合之前，可先將芝麻略炒，但是不要炒焦，等到有一、二粒彈跳起來時就關火。炒好混合之後，再倒入熱開水，一直喝到香氣消失為止。無論是金、白或黑芝麻都可以利用。

然而，最近的芝麻既沒有香氣也沒有味道。可能是因為已經去除頭一道芝麻油所造成的。市面上的確存在很多假的芝麻，甚至出現難聞的臭味。

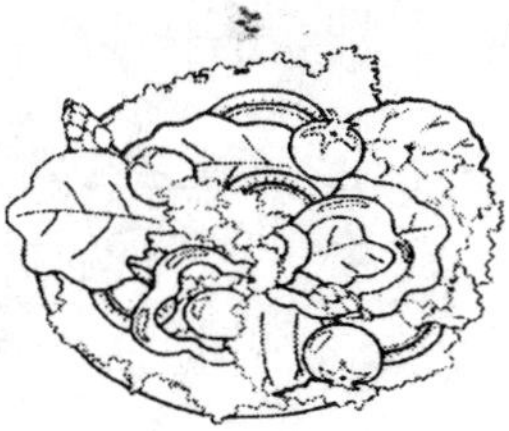

所以，最好找顆粒較大的芝麻來使用。

這也是預防前列腺炎、痛風、膽結石、掉髮的保健茶。

桑麻茶加入淡淡的鹽味更好，可試用於餐桌的芝麻鹽。如果可以適應的話，就應立刻飲用，享受美味的茶。

無法吃油膩的料理，或在天氣寒冷時肌膚容易乾燥的人，可以藉此滋潤皮膚。

不用擔心中風的問題，能夠強化血管、恢復年輕。

石楠龍眼茶創造美肌防止風濕

在寒冬使用暖爐的季節，是親近漢方的絕佳機會。

平時使用生藥煎煮，而冬天則可使用咖啡壺，製作出既單純又有效的藥用茶。

例如「石楠龍眼茶」，就是將石楠葉及龍眼肉各二十公克，用壺煮滾，當成茶來飲用，具有甜味，非常好喝。

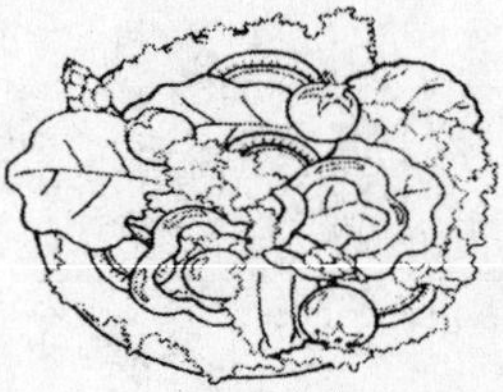

石楠葉加上龍眼肉，具有安定精神、美肌、健腦的作用，就類似仙人茶一般。同時也能健胃利尿，幫助睡眠。

喝完之後，再加入滾水繼續沖泡，可以喝三天。不要用瓦斯爐煮，可以使用電爐，讓藥效慢慢地浸出。就味覺而言，具有甘甜味，男女飲用，都具有效用。

石楠葉的藥性較強，龍眼肉則比較溫和。混合兩者，具有溫熱身體的效用。

經常飲用，能夠防止風濕、神經痛、足腰和肌膚的衰弱，堪稱是不老強精茶。不要買成藥，最好注意一下這些生藥。種類豐富，價格便宜。石楠葉的乾品茶味道並不好，但加上龍眼肉，味道就變得很好了。

看似有如枯葉般的生藥，但事實上裡面卻含有花和果實。

母菊和日本椴（心葉椴）消除壓力使頭腦清晰

很多考生躁鬱的心理落差非常的大，為了改善無法集中精神學習的情

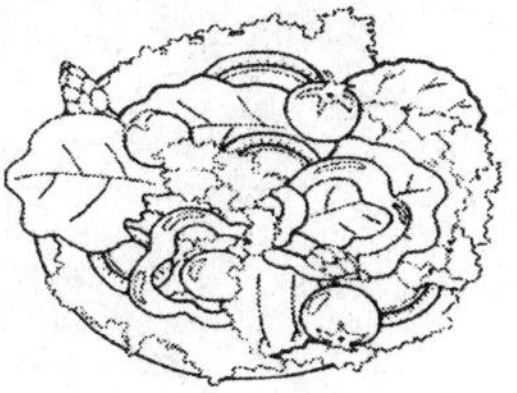

況，可以喝「母菊加日本椴」的花草茶。能治好不安神經症或歇斯底里性的頭痛，使腦的功能正常化。藉著柑橘的味道和香氣使心情放鬆。

與沖泡紅茶的方式相同，茶中漂浮著柑橘花。上午和下午的品茗時間最適合。這個處方，在中世紀時是東西交流藥草知識的結晶之一。對於精神神經系統非常有效，可使頭腦清晰。

歐洲和南美的知識分子，有很多人都喜歡這種茶。這些人不會去使用阿斯匹靈。藉著這種茶能使身心產生元氣，所以就不會感冒了。使用了三種乾燥花，母菊和柑橘在百貨公司的花草專櫃就有，而日本椴則需至藥店購買。各使用一茶匙一起煮，也可加入等量的橘子在杯中。

如果沒有橘子，可以使用檸檬花代替。因為不是藥物，所以能和家人一起喝。在不知不覺中就能消除精神壓力，晚上能夠熟睡。母菊在耶穌基督生存的年代，即為眾所皆知的民間鎮定劑，是著名的藥草。

關於它的種類及解釋有很多。因為是可以吃進嘴巴的物質，所以，不必太在意它的根源。

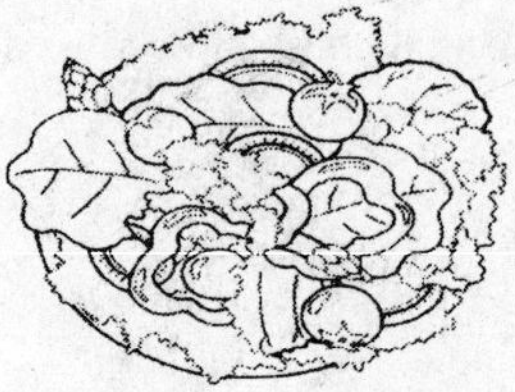

山楂紅棗茶可美容與保健

心臟加快、神經緊繃、高血壓是降低美貌的三大因素。對女性而言，是容貌和性感的大敵。在這種狀況下飲用「山楂紅棗茶」，可以當成強壯強精的醫療汁，口感佳而且可以補充鐵質。

為了美容與保健而愛喝這種汁的女性很多。因為既能夠健康的減肥，又能夠使肌膚美麗。而且充滿新鮮血液，能夠預防貧血。

能安定精神，調整身體狀況，使自己變得更美。男女老幼都適用。

不管年齡或性別，都應經常攝取。常吃肉類、魚貝類等比較油膩的料理時，更要飲用這種茶。

飲用這種漢方茶，能預防各種疾病。即使是身體狀況不良的中高年齡者也可安心飲用。既能治療精力減退，又沒有副作用。

自家製的標準就是，山楂十公克、紅棗十公克一起煮好，再加入適量的蜂蜜，一天分幾次飲用。冷熱皆宜。現在就開始嘗試一番吧！

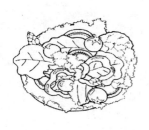

具有強大的健胃整腸能力，在宴會後飲用，不會惡醉。能夠去除酒害、食害、淨化血液。

山楂富含維他命C，避免嘴唇乾燥，保持血管的韌性。

將紅棗泡在水中，去除核。紅棗是具有超群強壯力的果實，能夠消除壓力。

杏仁露治療夏日感冒

在體力消耗時，想要治療夏日感冒，可以使用軟性飲料「杏仁露」，效果立見。若親手製作，則別有一番風味。

能夠滋潤乾燥的肺部，止咳化痰、消除疲勞。

杏仁十公克，浸泡在滾水中去皮。再洗一合糯米浸泡在水中，一個梨子去蕊和皮。以上三者放入果汁機中攪拌。

然後加入二十公克的果糖，用小火煮。

可當成藥用的湯汁。冷、熱飲皆宜。

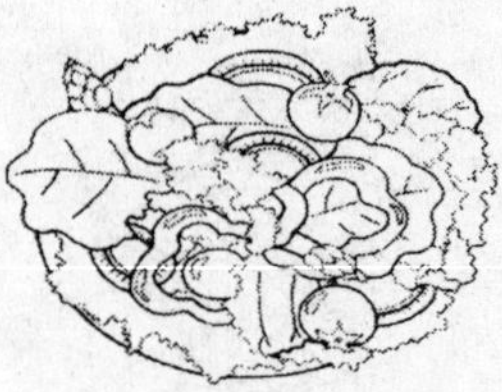

若是給小孩飲用，則杏仁用量要減半。

能夠去除喉嚨疼痛及腫脹，使呼吸輕鬆。治療感冒的熱性頭痛、頭重。藥物服用過多，會使腦神經混亂，心臟感到痛苦。

不會治好疾病的藥物，不要再服用。可以品嘗美味的湯汁，很快就能夠痊癒。

味道甘甜好喝。杏仁和梨子都是呼吸系統疾病的治療藥物，相合性極佳。漢方甜點的「杏仁豆腐」，裡面即含有這兩種物質。不過，做法比較專門，還是製作杏仁露比較簡單。

下痢的人不適合飲用。老煙槍與感冒無關，若經常飲用，可消除胸苦悶的現象。

使用二十公克的杏仁，則效果更好。但不建議大家這麼做。

若使用基本量有效的話，那是最好的做法。甚至連抽個菸都覺得味道更好了。

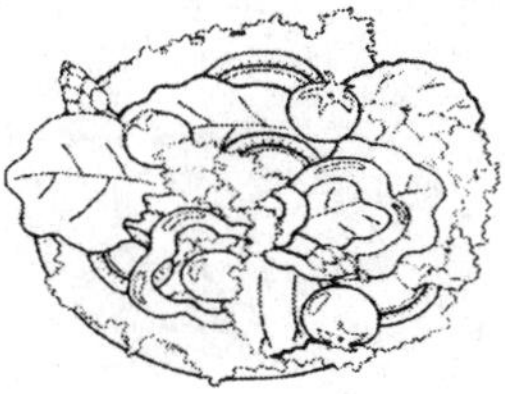

芡實酪可補充鐵質及精液

愛吃甜食的人，強精食可吃「芡實酪」。

芡實、栗子、棗子用黑砂糖長時間烹煮，在需要用暖爐的季節可以使用。煮至濃稠之後，加入黃色的小米餅來吃，這即為芡實湯。其中，紅棗去子，只使用果肉。

芡實和棗子可以到藥店購買，也可用加州梅代替棗子。可多多活用罐頭。不論男女都適合，非常有效。能夠直接對生殖系統發揮效果。雖然漢方用的蓮子也具有此效果，但這時若沒有芡實也是無效的。同時具有改善自律神經失調症的作用。

紅棗去籽，只使用果肉。對女性而言可補充鐵質，而且還可補充男性的精液，因此建議新婚夫妻使用。

此外，體力減退時，即使不愛吃甜食的人，也可用來消除疲勞。就好像愛喝酒的人，有時候也想吃饅頭一樣，這時就表示不太想喝酒了。

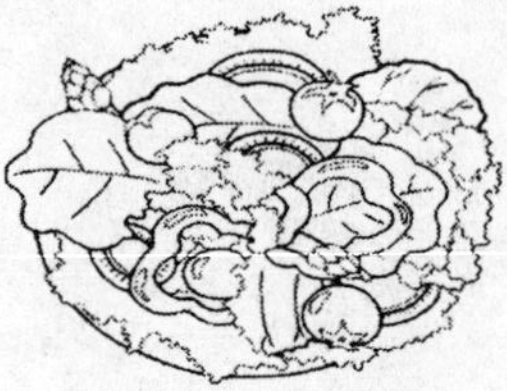

此時，就可以使用芡實酪，能夠滋潤肌膚。

芡實酪療法可以說是性生活的養生食。

能夠鎮靜腦神經，去除身心的邪熱。對於今後的體力創造，又能訂定冷靜的作戰計劃。小米烤餅香氣四溢，是不錯的搭配食品。

按照個人喜好，可以當成甜食使用，味道濃厚些，但是，不要吃得太多。

對於女性的歇斯底里或手腳冰冷症、冷感症都具有療效。能使母乳分泌順暢，消除壓力。

在你成為藥罐子之前，一定要藉著芡實酪來強健身體。

蓮子雞蛋茶去除冷氣病使心情愉快

要消除暑熱的身心失調，可以利用具有清涼效果的「蓮子雞蛋茶」飲料。這是能夠簡單應用的夏日食品之一。也就是利用蓮子、雞蛋、冰糖做成的甜味飲料。

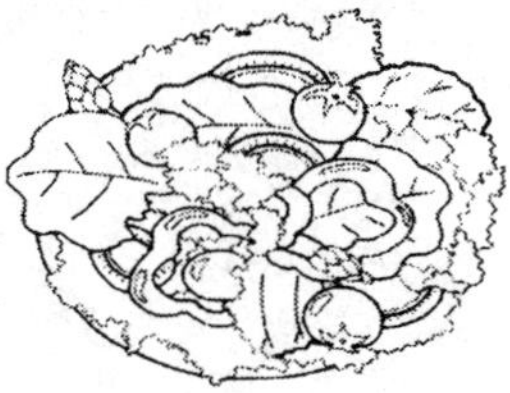

夏天容易處於精神不安定的狀態，失眠、食慾、性慾不佳等現象出現。無法順暢發散體熱的人，適合飲用這種茶。

換言之，可以當成精神神經系統的夏日懶散症治療食。同時對於治療女性失調非常有效。然而不分男女都能夠見效。

到中藥店買蓮子三十八公克，用水浸泡一晚，以小火長時間燜煮。將兩個雞蛋放入另一個大碗中，去殼，與煮軟的蓮子混合，按照個人的喜好加入冰糖，繼續煮。

以上是一人份的材料。蓮子的處理法和小紅豆一樣，可以當成家庭食。在冷氣很強的室內，喝又熱又甜的蓮子雞蛋茶，也會覺得很舒服，而且能消除疲勞。

能夠將完美的營養送達腦、防止痴呆的雞蛋，混合具有鎮定精神、帶來清涼作用的蓮子，食用後能夠得到強壯效果。

能夠迅速消除疲勞。偶爾喝這些飲料，可以預防痴呆。

在以前，為了慰勞汗流浹背、努力工作的愛馬，會給予冰糖。

最好使用有精蛋。飲用起來的感覺有如喝湯一般，味道非常棒。

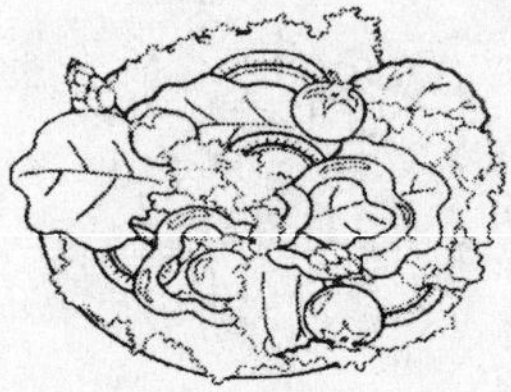

只要一天進行三次就能夠治療便秘的體操

在古代傳承的神仙系列的體術中有所謂的「清腸體操」。雖然動作簡單，但是具有很好整腸效果，能夠治療便秘。為何不稱為整腸而要叫做清腸體操呢？因為它不光是清淨大腸，同時能消除腸管的邪熱，具有「散熱」效果。糞便到了腸管，在排出之前，水分被體內吸收，剩下殘渣，但是卻無法順利的排出，這就是便秘的構造。如果身體狀況欠佳，使得腸管帶有邪熱，則水分就更容易大量消失。嚴重的話會變成宿便。

若不發揮排出和散熱作用，就很難根治，所以要進行清腸體操。

在房間裡或是散步時，左腳往前踏出，但在踏出右腳時卻要有些變化。也就是說，不要像平常一樣踏出右腳，而是要讓右腳在左腳的腳脖子前與左腳交叉，然後兩膝深彎曲落腰蹲下，左腳跟抬起踮腳尖。

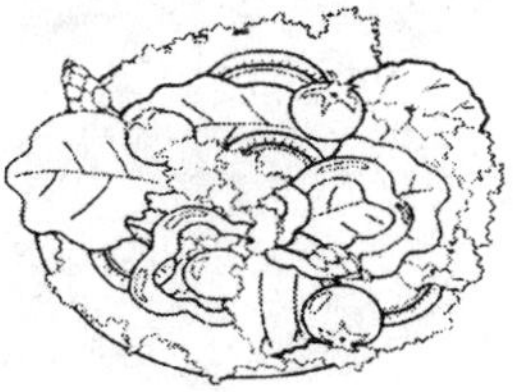

這時左大腿根部的腹股溝部會產生強烈的負擔。右腳腳底雖然著地，但卻感覺好像浮起來一般。

請做以下的想像。雙方右拳在前方交叉，朝下方伸出。蹲下時，小心不要撞到對方的臉，而且暫時不要伸出另一隻腳，用右拳敲打足脛。接著回頭，左腳朝反方向踏出，膝彎曲著地，右腳伸直，給予左邊腹股溝部強大刺激。

左拳擺在左腰，右拳通過臉的前方，與右腿平行。

全身朝斜後方深倒，閃躲敵人的攻擊，用右拳拂開對方踢過來的腳。

習慣以上的動作之後，要一舉完成，持續三次。每日進行就能夠消除便秘。

這個動作能夠使得在左大腿根部指示右腦排便的系統發揮作用。的確是很合理的做法，能夠消除頭腦茫然的狀態，恢復元氣。

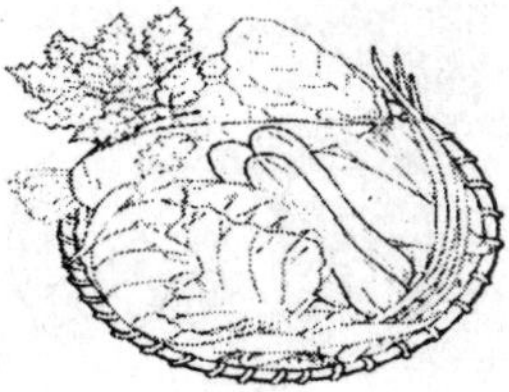

第3章

治療食慾不振的保健湯

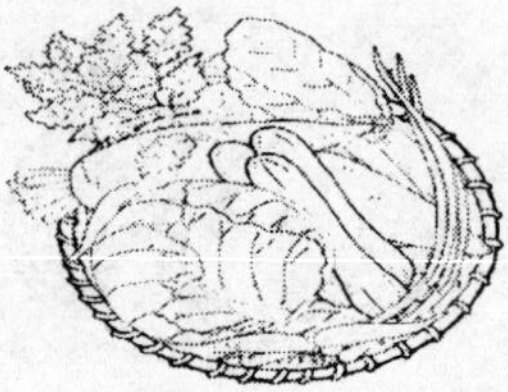

蓯蓉牛尾湯恢復青春

暑夏消耗的體力，可以藉著「蓯蓉牛尾湯」而復原。即使是不喜歡漢方的人，也會樂於享用。

肉蓯蓉十五公克，山茱萸、枸杞子各五公克，做成湯。

肉蓯蓉是一種蕈類，用來治療陽痿，效果很好。但並非是藥性強烈的生藥。

山茱萸別名秋珊瑚，是強精強壯果實。再加上能夠強化肝臟的枸杞子。

牛尾的骨髓萃取劑，和植物生藥三品的滋味融合在一起，變成味道濃厚的湯。藉著鈣質的效果，去除腦的疲勞。軟骨素和膠原蛋白能夠恢復青春，同時藉著相互作用刺激性腺，穩定血壓。

不要一次吃完，約分三～六天食用。十分美味。加入一合淡味米酒，不需調味料，因為材料本身的味道就已經很好了。山茱萸的輕微澀味再加

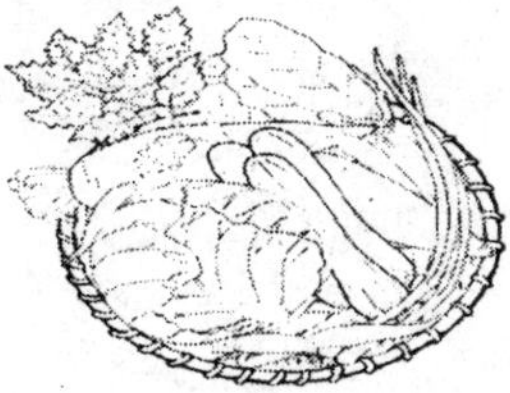

上酸味，能夠增添湯的美味，但並不會感覺味道太濃。使用去籽的山茱萸果肉，同時應選擇肉質緊實的肉牛牛尾，如此煮出來的味道會更加鮮美。

維他命B_{12}、銅、鐵、蛋白質，對於性能力而言，是不可或缺的養分。讓人不得不佩服這些植物生藥的組合。

因為是能夠提升基礎體力的強精食品，所以不易感覺疲勞。

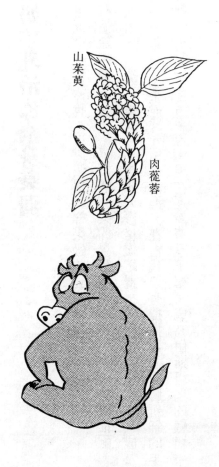

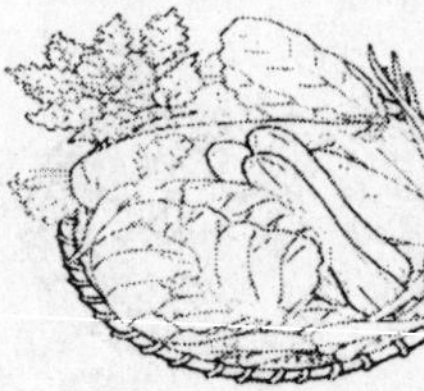

鮮果奶羊乳治療全身衰弱

在暑夏全身衰弱時，可以使用「鮮果奶羊乳」。

具有消除疲勞的作用。是以無花果的果實和羊肉為材料，味道搭配。加入米，用攪拌器絞碎，再放入優格繼續攪拌，最後用小火煮，成為強精食品。其中，米需要先用水浸泡。在古代沒有攪拌器，要將新鮮的羊肉煮成糊狀，的確非常辛苦。現在逐漸傳承下來，成為伊斯坦堡的韃靼牛排。

此外，據說無花果的原產地在波斯灣沿岸，得來不易。所以在以往，只有在特殊場合才能夠吃到。而現在，無花果容易得手，不管是誰都能夠製作這道湯。開火煮時，用牛乳稀釋比較實用。準備好適當的分量。

愛吃甜的人可加入砂糖，做成甜味。

無花果的果實在有些國家被認為不具有藥用價值，但是，在阿拉伯與東南亞，則看法完全不同。

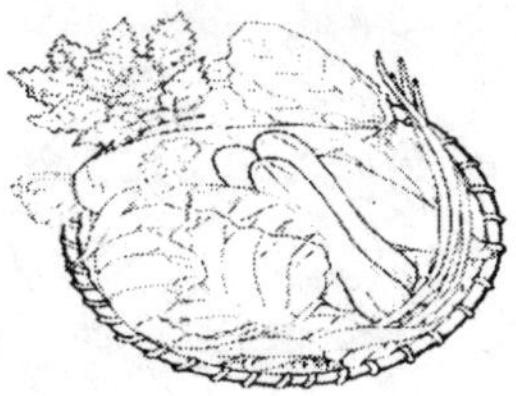

能驅除腦和內臟的邪熱，提升生殖力，因此是好東西。只要有了這個食譜，相信對於調整身體狀況一定有所幫助。

羊肉要選擇沒有脂肪的瘦肉末，才能成為超越百藥的美味湯。

豬胰山藥消除糖尿的憂慮創造夜晚的自信

有的人擔心糖尿病會對性生活造成影響。而這時能讓人安心的湯，就是「豬胰山藥」。

豬胰臟一個，加上拳頭般大的瘦肉、生藥調製的山藥二十公克、玉米鬚一把、黃耆十公克，以上材料做成三日份的湯，想到的時候就喝。其味道的關鍵在於瘦肉，所以要選擇黑毛豬肉。

購買整個胰臟，切成薄片，用水洗淨，再用紹興酒調味。如此才能作成美味的湯。

能消除糖尿的憂慮，加強夜晚的力量。可當成治療用的藥物來使用。

有一位糖尿病患者，每次看門診都要抽血，因此他拒絕去看門診。這

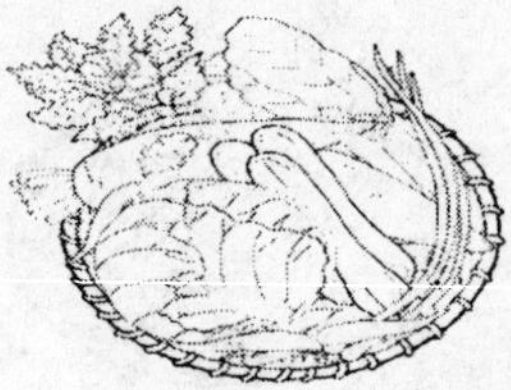

也可算是一種神經衰弱的現象。

雖然對他說：「國內的醫學水準不錯，可以去就診。」但是他仍然拒絕建議。後來有人教他這道湯的做法。雖然他現在年紀大了，但仍然元氣十足。

糖尿病依個人情況不同而有不同，可說是非常複雜的疾病，不能一概而論。偶爾喝這種安心湯，確實能夠預防發症，而且尿液乾淨。

冰涼芹菜湯能夠恢復夏日體力

「涼芹菜湯」的內容，與其說是湯，還不如說是一道菜。碗內堆滿了食材，在暑熱時期，可以冰涼後再食用。

這以可說是中華版的西班牙料理。蔬菜汁中加入肉、香料和麵包，做成冰涼的湯。最大的優點就是做起來不費事。

沒有什麼特別的規定。將帶有很多青葉的西洋芹，放入果汁機中攪拌。

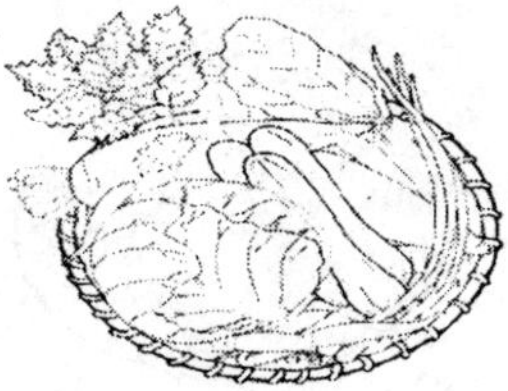

只要是冰箱中的蔬菜都可以加進去。帶葉子的蕪菁、青椒、小黃瓜、白蘿蔔葉、小油菜等都可以，但是一定要有西洋芹。

能夠強精，穩定血壓，鎮定神經，利尿，發揮暑夏保健的作用。

倒入湯碗中，加入蒸過的麵包或雞肉即可。不光是雞肉，兔肉、羊肉、豬肉、鴿子肉等都可以，按照個人喜好而放入。加入各種不同種類的肉會更好吃。

加入大量的橄欖油和醋，攪拌後就可以吃。只要用鹽和胡椒調味即可。

徹底冰涼，在冷氣效果強的房間裡吃，是一大享受。

一天吃一碗，也不用擔心會發胖。適合新婚的人。

冰涼的飲食，只會使下半身燃燒。

手邊有木耳或是菇類的話，用水略燙後再一起放入。若能使用大量的番茄，味道就更棒了。

最好加入新鮮的薄荷。也可以搭配紅葡萄酒或枸杞酒，使你展現持久力。

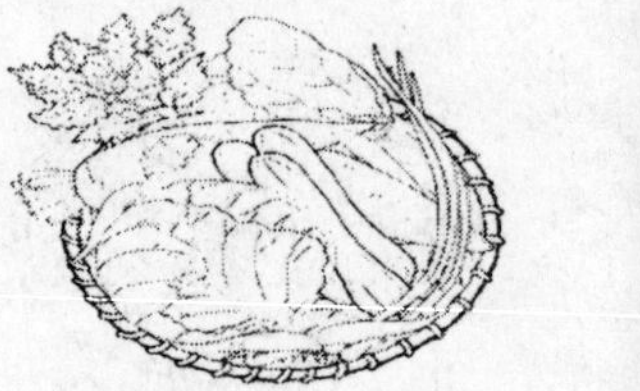

紫菜豬筋湯强化足腰

紫菜具有驅除邪熱、利尿的作用，對於高血壓及甲狀腺腫有效。

紫菜是很多人喜愛的長壽食品。

「紫菜豬筋湯」是受人喜愛的家庭湯。將曬乾的紫菜用水浸泡還原，再加入豬筋一起煮。不論是新鮮的紫菜或乾燥的紫菜都可以使用。

如果是片狀的紫菜則用十片，調製成乾貨的豬筋用五條。按照個人喜好也可以用雞湯來熬煮，味道就更好了。

能夠強化足腰，安定血壓。同時也適合沒有牙齒或牙齒較弱的人食用。

豬筋的正確說法應該是「豬蹄筋」。可用來煮湯或紅燒，能應用在各種湯中。

近乎無味無臭的膠質，經由加熱就會變軟。口感極佳，即使是不喜歡吃豬腳的人，也會毫無抵抗的吃。

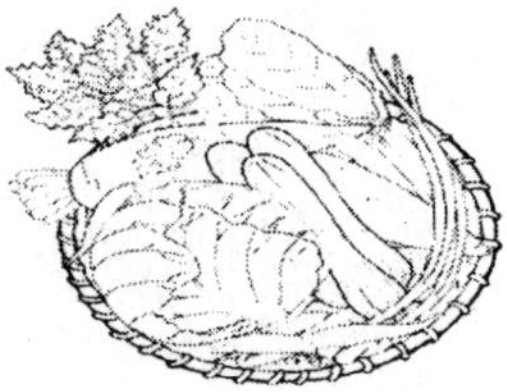

最好準備這個健康保存食品。搭配紫菜，堪稱是最好的美容食湯。

烏雞頭二煎方改善下半身失調

以往泌尿系統功能不良，射精和排尿都不順暢的男性，可以藉此改善症狀。女性如有不正常的白帶、血路不順、冷感症等，使用「烏雞頭二煎方」之後，也能奏效。

雞冠花的花冠，以及連骨頭都為黑色的烏骨雞一起煮湯喝下，能使性生活圓滿。而且味道與藥性的相合度極佳。

具有強壯強精效果，能夠去除暑氣。

採摘如手掌般大的花冠，陰乾後使用。一個花冠搭配四分之一隻的烏骨雞，味道煮濃一些，用鹽、酒、醬油調味。

一週喝一次味道濃厚的湯。

這是具有即效性的藥用湯，大約一個月就能恢復健康，總共約消耗掉一隻烏骨雞。而雞冠花則不管任何顏色都能夠使用。

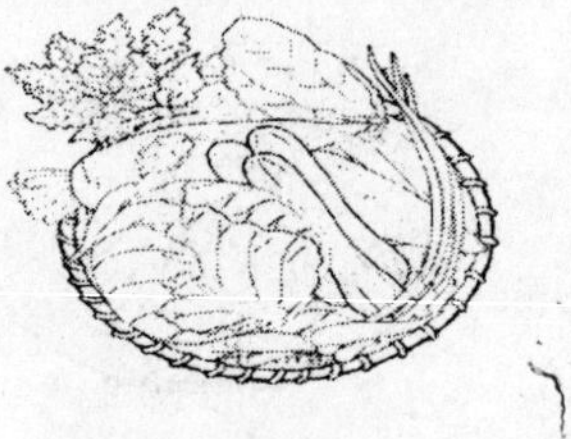

烏骨雞的精華出現在湯中。雞肉要連骨一起煮，這是正攻法，但是，使用萃取劑也十分方便。烏骨雞是著名的女性聖藥，但卻可提升男性的精氣。

事先取得雞冠花的煎液，趁熱加入萃取劑當中，這種混合法也不錯。雞冠花在曬乾之前，只要用水慢慢的沖洗即可。過度沖洗會沖掉未成熟的種子，而使藥效減弱。

其實，只要拍掉灰塵陰乾即可。單品湯並不好喝，但如果和烏骨雞搭配，就會成為美味湯。

治療範圍包含出血性痔瘡、女性腰痛、歇斯底里等。

玉草益氣湯對食慾不振具有速效

克服暑熱的民間療法之一，即為「玉草益氣湯」。這是一種元氣湯，用法簡單，是容易得手的生藥。

主要材料為肉蓯蓉及藥用人參，用新鮮的雞架子湯來煮。加入杜

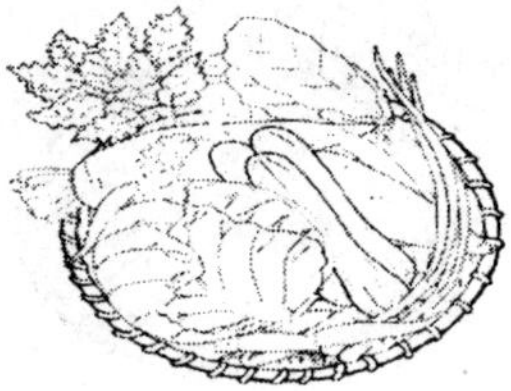

仲、茯苓、紅棗、枸杞、田七蔘、黃耆、甘草、豬蹄筋等。

若放入雞翅一起煮，則湯碗中就有美味的重點了，味道會更好。

加入酒及少許的鹽調味，變成神秘的美味湯。即使是沒有食慾的人也容易喝下，能去除暑氣。

因為暑熱而呆滯的頭腦，藉著喝這碗湯能夠醒腦，產生食慾。一旦代謝能力衰退時，則夏天攝取水分後，也會造成排尿不順暢。這並不是因為出汗的緣故。

等到身心充滿活力之後，排尿就會變得順暢。身體狀況良好，就能夠治好夏日懶散症。

家庭用的湯，各分量只要放入適量即可，例如各使用一把。秘訣就在於做出濃厚的味道。也可以使用人參鬚。如果使用較多的雞翅膀，就更容易調味了。

豬蹄筋可用豬腳代替。一鍋可吃一週。

如在中途追加當歸、川芎，則風味改變，讓你吃不膩。最後還可以加入咖哩。

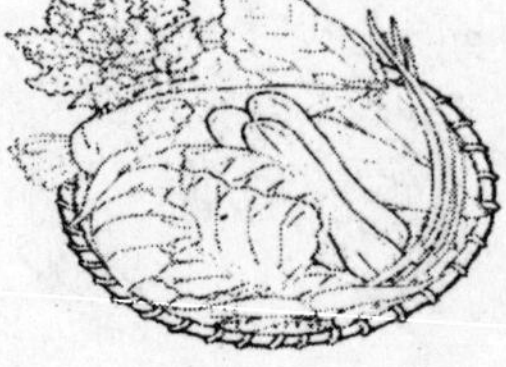

淮杞田七湯提升體力抵抗感冒

因為體力減退而畏寒時，可以使用「淮杞田七湯」來恢復元氣。這是構造單純、不含特殊的生藥，也適合擺在家庭的餐桌上。因其沒有特殊的味道，所以大家都能夠接受。

山藥和田七薄片各三公克，再使用等量的枸杞子，加入帶骨的羔羊肉一起煮。如果沒有羔羊肉的話，也可用雞丁代替。用酒和鹽煮成湯。可多加一些材料，夫妻一起吃。

秘訣就是在撈除肉的澀液之後，再加入生藥，充分煮熟。使用羔羊，具有耐寒的效果，同時又不用擔心發胖。

冬天經常感冒的人，可以食用這道湯。

三種生藥都具有維護寒冷期間體調的效能。羊肉具有暖身的作用，肉的量越多越好，沒有食慾時，光喝湯也能產生藥效。

山藥能夠供給營養、滋潤肺部。田七能強化心臟、提高生殖機能。枸

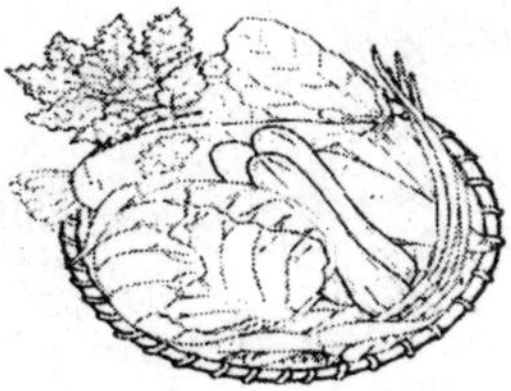

杞能促進肝臟功能，使肌膚美麗。

這個湯在雨季時十分好用。在氣候寒冷濕度又高的時節，藉著喝這道湯能夠提升基礎體力，抵抗感冒。

適合男女老幼，喝了之後，甚至能夠保護身體，免於花粉症的侵襲。

鵪鶉蛋湯讓身體重新注入活力

很多新進人員進入公司之後，覺得身體疲累，頭腦茫然。這就是所謂的新人症候群，可能會出現劇烈的症狀。

這時，建議你食用醫療食「鵪鶉蛋湯」。如果找錯醫師，可能會釀成大病。在這種情形之下，可以使用鵪鶉蛋湯，亦即鵪鶉肉再加入蛋，做成藥用湯。

將處理好的五隻鵪鶉，連皮和骨剁碎，再加入五公克白芷末和味噌、薑、蕎麵粉及少量的葛粉調拌。因為骨頭很軟，所以很容易剁碎。

肥豬肉切碎放入湯中，再放入鵪鶉肉。

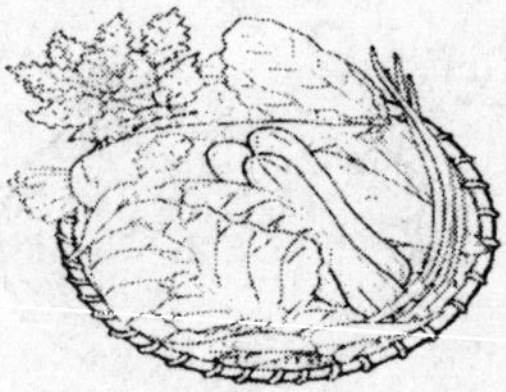

煮過的鵪鶉蛋，剝殼之後放入十個。撈除澀液，煮到剛剛好的程度。用酒和醬油調味，撒上青蔥，其滋味比魚丸湯更好。以上是兩人份的材料。

具有健腦補精的效用，能夠鎮定身心。

白芷能提高鵪鶉的藥效，對腦中樞具有興奮作用，能夠振奮身心。味覺的搭配也非常適合，可淋上芝麻油增添食慾。

在中藥店一定可以買到白芷，如果店家不能為你磨成粉末也沒關係，這時可增量為七公克。

將生藥薄片放入滾水，擱置一晚。冷的藥液在將肉剁碎時使用，或整個包在布袋中，放入湯中煮也可以。熬煮高湯時，也可以用雞肉代替肥豬肉。

天麻川芎鯉魚頭去除頭痛

春天頭腦茫然，或因為自律神經失調而導致頭痛、頭重、身心倦怠

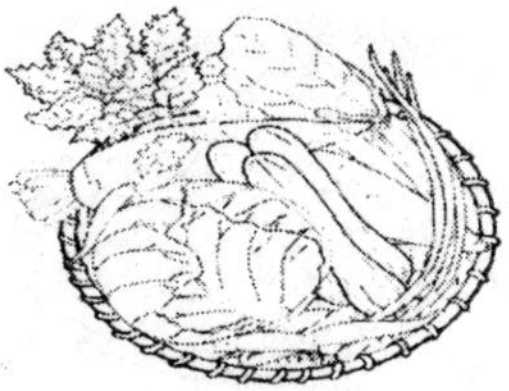

時，可以使用家庭湯「天麻川芎鯉魚頭」來改善，並預防高血壓所引起的症狀。

鯉魚是大家都熟悉的元氣魚，最好選擇大型新鮮的魚頭。

天麻五公克，芹科川芎三公克一起煮。按照熬煮鯉魚頭的要領，長時間熬煮。撒上一點低鈉鹽做成藥湯，撈除澀液，注意火候。

能使腦神經清晰，手腳恢復活動力。由於熬出了軟骨素及骨髓萃取劑，所以能增大天麻和川芎的藥效。

一些藥膳專門店，使用的是活鯉魚，完全不使用化學調味料，熬煮成高級的湯。

天麻和川芎在中藥店有賣，但賣的不是萃取劑而是生藥。兩者都是曬乾的根部，濃厚的萃取劑不適合用來做料理，用法較具專業性。

能去除河魚獨特的缺點，成為容易喝的湯，光是芳香的氣味就有效。

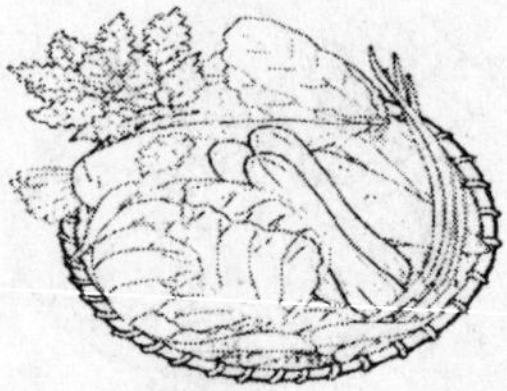

玻璃油菜花油菜花是對胃溫和的爽口湯

春天的季節適合使用「玻璃油菜花」，可讓因為吃大餐而疲憊的胃和肝臟休息，穩定血壓，藉著淨血打好一年強精的基礎。視覺和味覺上感覺比較清淡、高級，即使是不喜歡油膩，或是討厭漢方臭的老年人都很喜歡。

使用油菜花、干貝和小蝦米。在滾水中加入少量的鹽和植物油，再放入油菜花川燙一下，然後撈起，用冷水泡一下，再瀝乾水分。

小蝦米和干貝的湯用鹽和酒調味。再加入色澤鮮豔的油菜花，倒入太白粉水勾芡。淡淡的苦味，令舌頭覺得清爽，且能溫熱身體。

油菜別名郊外菜，擁有拇指般大的粗莖以及厚葉。採摘開花前的花蕾及油菜花，做出這道料理。適合肉食主義者。

仔細觀察會發現，素材選擇和調理上，具有不平凡的工夫。

選出品質均衡的油菜花較容易調理。秘訣就是，湯要儘可能煮成透

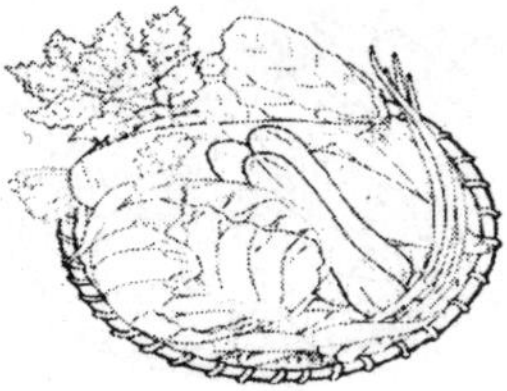

明。再加上可以完全吃的小蝦米和干貝肉的藥效，成為強精強壯的一道菜。使用適當分量即可，能夠清洗口與胃袋。

良質的枸杞，子撒在湯中更加漂亮。

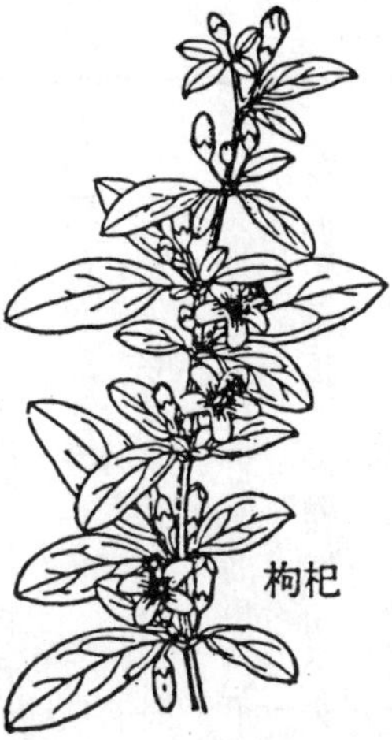

枸杞

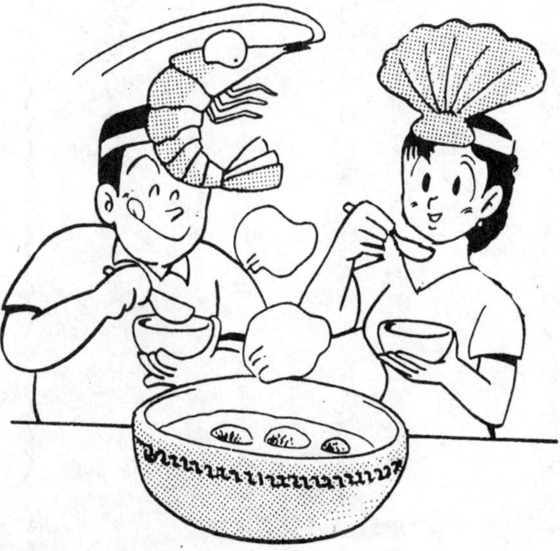

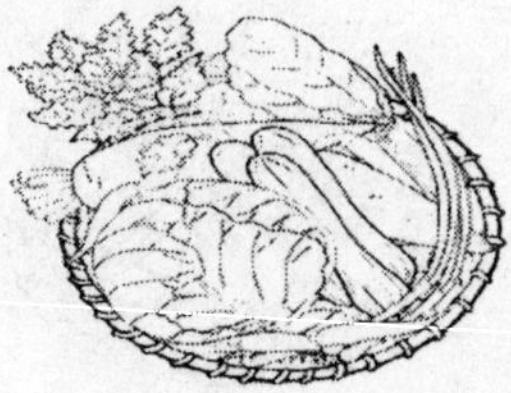

五秒中就能使壓力煙消雲散的體操

健腦與強精相當於車子的兩輪，近代醫學及漢方的解釋，大致相同。人類是用腦進行性行為，所以正確精氣的運用，才能夠提升「補腦環精」的作用。

想要得到實際效果，則可以進行「蝙蝠體操」。在現在都市，雖然不能倒掛在自然的樹枝下，但卻可以利用公園的單槓。選擇兒童用較低的單槓，身體倒掛下來，危險性較少。

比倒立更簡單，效果大於游泳。

只要五秒鐘的特殊體驗，就能使壓力煙消雲散。藉著腦的血流增大，就能夠去除身心疲勞，使頭腦清晰，治療神經衰弱。同時刺激腦下垂體，引出房事的慾望。更棒的就是，藉著鎮定精神的效用，防止早洩，能夠全面的提升性能力。

最初單腳掛在單槓上，頭部朝下，雙腳輪流。習慣之後，以雙腳的膝內側為支點來進行，手不可碰到地面，在胸前交疊才是真正的做法。不過要小心，以免頭部骨折。

輕輕張開眼睛，搖晃一下。以倒立的角度來看周邊景色，所有的煩惱都能煙消雲散。與腦門固定在地上的倒立相比，感覺更自由更快樂。

秘訣就是把自己想像成蝙蝠一般，頭朝下，用腳倒掛著。蝙蝠可以被調製成生藥，藥名是夜明砂。能去除肝臟的邪熱，具有明目的藥效。肉具有強壯強精的作用。塗抹蝙蝠血可以治療禿頭。而整體運用這些效用，即為蝙蝠體操。

避免在飯後立刻進行，高血壓患者也要避免做這種體操。在散步途中到遊樂場去，抽根菸，找個適合的單槓倒吊吧。

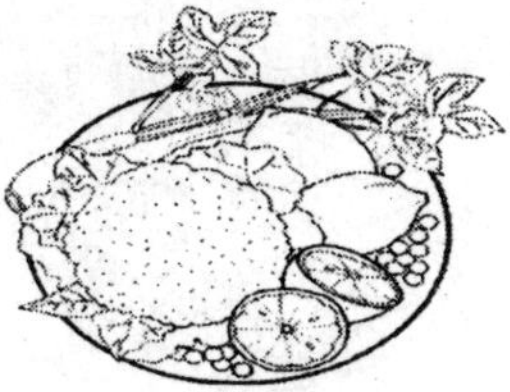

第4章

簡易健康麵食、甜點

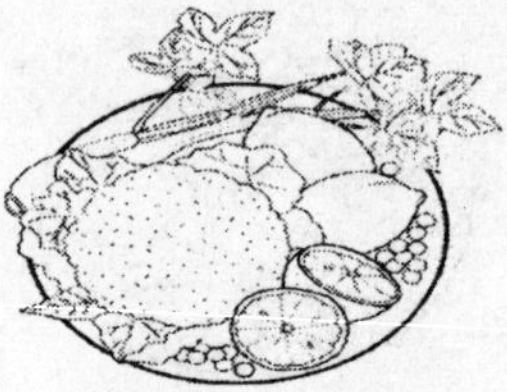

辣味擔擔麵令你全身充滿活力

只要有炒菜鍋，就能做出增強精力的漢方食「辣味擔擔麵」。是不麻煩但具有速效的元氣食。

疲倦時可以使用。

是屬於四川口味的辣麵。擔是扛的意思，原本是指扛著扁擔，沿街叫賣的賣麵販子。外地人到那兒去，吃了之後覺得很好吃，因此命名為擔擔麵，為精力食。

將配菜用豬油炒，倒入雞湯。然後一合白芝麻加上豬肝、雞肉共一百公克，蒜三瓣、紅辣椒十根，和豆瓣醬一起用攪拌器絞碎，也可撒入一些花椒粉。

在麵撈起之前，將這些全都放入鍋中就好了，用鹽和胡椒調味。以上是二人份的材料。

移入湯碗中，加入青菜或長蔥當成藥味，淋上芝麻油吃。

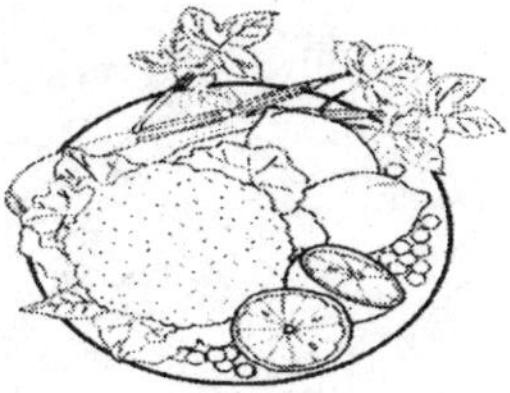

整碗都是辣味，可以用太白粉水將麵湯勾芡。亦即不要煮成清淡的麵，濃稠的味道才是美味的重點。而且辛辣的藥能治好感冒。

在家中做擔擔麵是最好的，秘訣就是要使用大量的芝麻。

可說是四川省的強精劑，禿雞散的家庭版。

吃了麵之後，身體有如火柱一般。

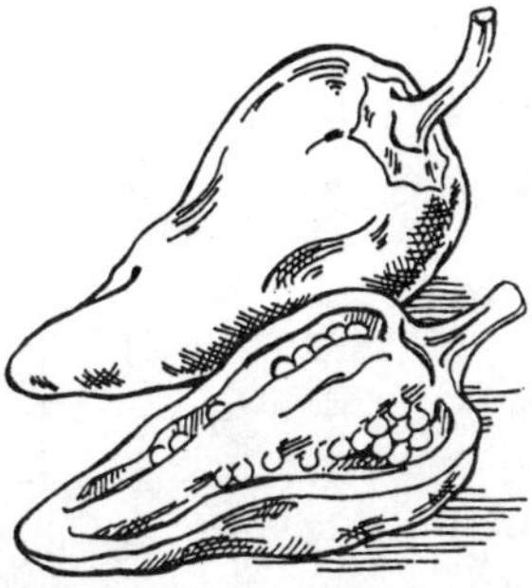

辣　椒

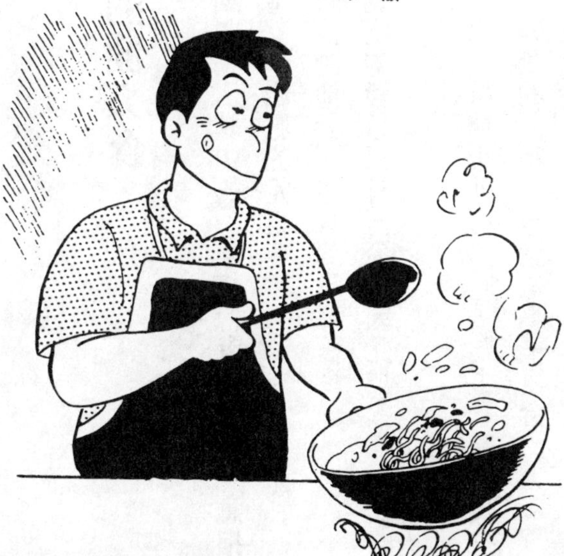

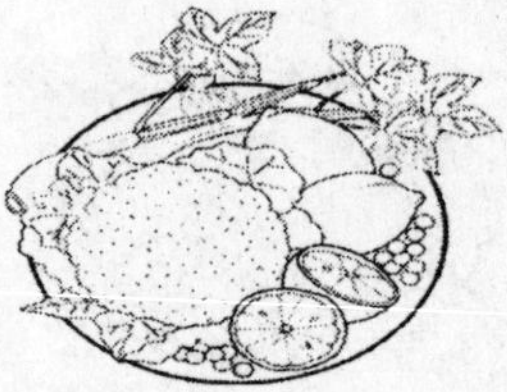

蕎麥是培養超能力的仙人食

古人為了長生不老而到山中去。其中的一種修行就是辟穀，意指斷絕穀糧。換言之，就是斷食。這就是減肥的元祖。

然而，知道穀類是精力來源的他們，注意到了「蕎麥」。

他們認為不用火煮熟就能吃的穀類只有蕎麥，因此加入仙人食的菜單中。

將蕎麥粉放入碗中，倒入水，攪拌後就可以吃。為了禦寒以及提高強精效果，會在蕎麥粉中加入二成量的黃精，也就是鳴子百合。

現代可能沒有人會模仿這種行為。不過。想擁有超強性能力的人可以考慮一下。在飽食、美食的生活中，人類的身體機能受損，因此，無法發揮深不可測的潛在能力。

蕎麥粉可以生吃，在單品中加入鳴子百合的粉末，能夠淨化體內，達到強精的效果。如果使用深山河谷中的水，就更具效用了。

原產於中國雲南省的蕎麥，可以做成蕎麥麵來吃，值得嘗試一番。

泰式酸辣麵增添食慾消除疲勞

在暑熱時，涼麵可以當作消除暑氣的體力食來吃。此外，湄公河流域的「泰式酸辣麵」，非常適合海島國家。

大量使用魚、貝類、蝦、蟹、雞、豬的內臟做成熱湯麵。眾多的菜碼，再加上酸辣湯和麵，非常美味。

香辛料包括香茅、羅望子、香菜、大茴香、紅胡椒、姜黃、薄荷等。

雞丁加上薄片豬肝、豬心、豬腎做成湯，再加入薑、蒜、野薤、萊姆、香辛料、魚貝類、蔬菜類，別忘了放入番茄、洋蔥、西洋芹。

用魚醬、醬油、椰子油調味，放入煮過並冷卻的麵線再煮。

蝦、蟹、貝類連殼都可以使用。放入大鍋中，開家庭派對時可以使用。材料在國內都買得到，菜碼豐富而且能夠享受到多樣風味。

搭配麵線來吃，非常適合。

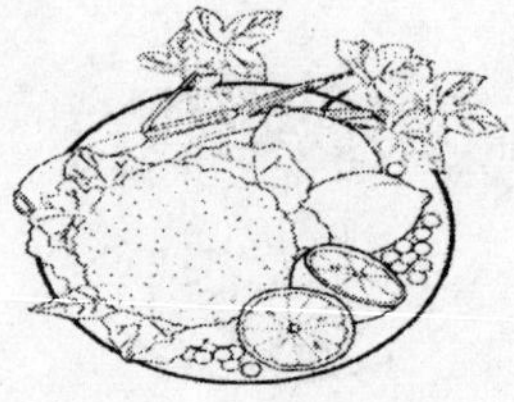

羊肉薏米包子可以根治壓力性胃炎

能夠促進食慾，消除疲勞，治好夏日懶散症。

皮是用粳米、高粱、薏米、小米中任何一種磨成的粉末製成的。餡兒則是羊肉末製成。吃了之後，精力充沛，身體發熱。也可以用麵粉皮包豬肉來製作。

如果想要增強體力、耐寒的話，最好使用薏米粉。目前有市售的成品，用起來非常方便，還具有健康上的優點。而且也十分的美味。

與製作烏龍麵的要領相同。將麵糰揉好之後做成皮。

用鹽、蛋黃調拌羊肉絞肉，再加上等量的韮菜。

用皮包住後蒸熟。只要將上部用手捏緊，做成包子狀即可，這就是饅頭形的包子。吃一口，整個熱的肉汁瀰漫在口中。

可使用蒜醬油加上芝麻油和醋的沾醬。想要吃清爽的口味時，利用芥末醬油也不錯。能夠消除壓力，比藥物更有效。

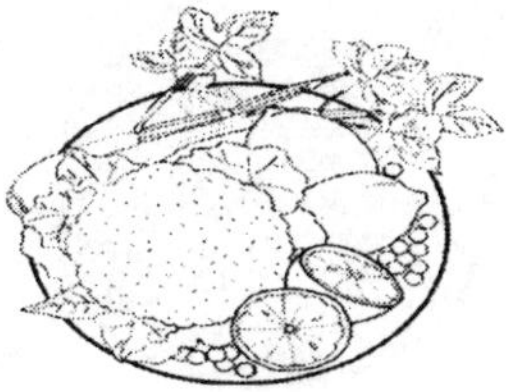

性慾、食慾減退的人，建議你吃這種包子。藉此也能夠治好胃抽筋的壓力症。感覺胃袋好像覆蓋著暖爐一樣，非常溫暖。

冬天即使在寒風中，肌膚也不會乾燥。能夠溫暖腰部，適合男女老幼。

多做一些，剩下的可以做成湯包。是作法非常簡單的好料理。

吃了這個包子，就不再需要春藥、胃藥、感冒藥的照顧了。

田七老鼠麵强化肝腎

能夠完全消除殘暑的疲勞，而且準備度過涼秋的精力食，就是「田七老鼠麵」。

這是五人份的材料，需要準備半隻雞，並切成雞塊。

在大鍋中加入大量水煮雞。因為連皮帶骨，所以能熬出美味的湯。再加上海帶、柴魚片補強。田七在冷水時就可放入一起煮。根塊薄片十公克，放入水中煮，若沒有的話，也可使用進口的純田七粉。再加上一把枸

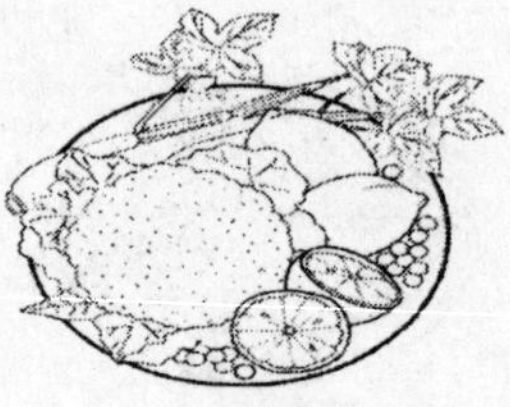

杞子。

再放入廚房裡現有的蔬菜。用水調溶麵粉，撒上少許鹽，湯煮滾後，一湯匙一湯匙地將麵粉舀入鍋中。

結果會變成大大小小的麵麩瘩，這時用酒和醬油調味。此外，還可加入雞肝、雞胗、金冠等雞的內臟。

有些人會加入雞屁股，這是因為雞屁股和雞內臟非常適合搭配稍苦的田七根。

別名雞雜老鼠麵。雞雜，指的是雞的內臟，金冠則是指未成熟蛋裡的塊狀物。具有強壯強精效果的田七根配合蔬菜，的確能夠增強精力。

事實上，田七是心臟、肝臟、腎臟的強化食，能夠促使心肌的功能順暢。

去外地旅行時，不要買到裡面還摻雜很多葉莖的田七根薄片。只要仔細看，就能分辨其真偽。

雖然各國的學者與業者都主張其成分與效能相同，但是主要的藥用部是根塊，所以一定要找到好的田七根。

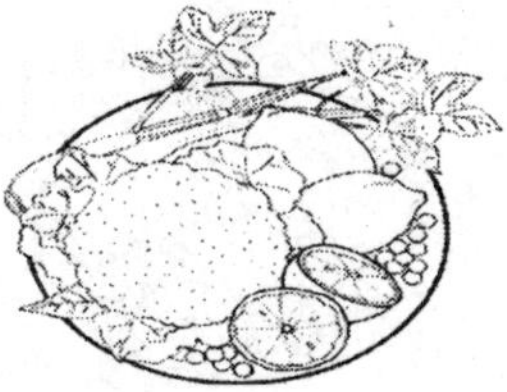

不老菜能夠降血壓的回春菜

「不老菜」是由香蕉、棕櫚花穗及結果前的果蕊用油炸出來的強精菜。

使用椰子油或菜籽油等植物油混入豬油，做成油炸食品。

自古以來，棕櫚就是暑熱地帶當成藥用的物質。花穗和豬肉一起煮，可治療熱帶風土病。乾燥保存品煮出的汁液，可以預防高血壓。換言之，藉著強壯與穩定血壓的作用，能夠得到長生不老的效果。

油炸的吃法，能讓人感受到活力。撒上鹽和胡椒來吃，更加美味。撒上砂糖，或是淋上辣味醬，也別具一番風味。

能夠防止中暑，提高勃起硬度。在熱帶國家，也許沒有夏日懶散、陽痿症的說法，但是他們卻知道中暑的可怕。

尤其是東南亞或非洲的華僑，由「醫食同源」的國家移居到僑居地，

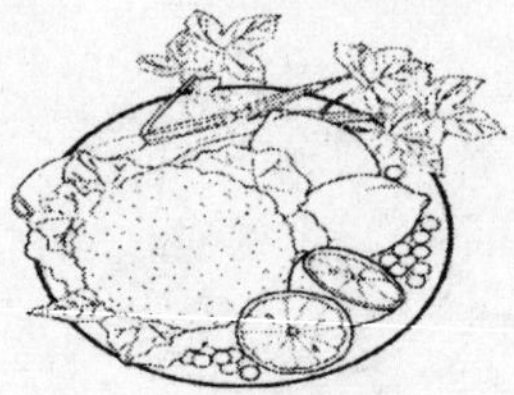

變得什麼事情都比較講究。此外，因為禁止吸食鴉片，所以進而熱心地研究漢方食（藥）。

天然的椰子汁配上不老菜，隨時隨地都能發生作用。在叢林中的土著會用火烤香蕉來吃，但是，一般華人則採用炸的方式。

有機會可以嘗試一下，可以去除便秘。

棕櫚、香蕉都可以使用。

雖說是降血壓，但是卻也能夠充實下半身。

煨千里鳳恢復元氣的强精食

「煨千里鳳」指的就是豬耳朵、花生煮甘草。

適合當成喝酒或喝茶的小菜，是屬於強精食，能夠使得身心俱疲的考生恢復元氣。偶爾少量吃些，也可當成茶點。

最好到菜市場去購買已經滷好的豬耳朵，否則就比較麻煩了。

切細，加入五合的生花生。沒有生花生的話，可加上炒過的花生，再

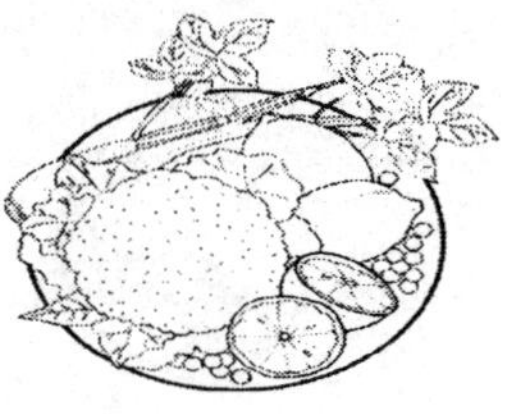

搭配二十公克的甘草，煮成甜鹹味。冬天可擺在暖爐上半天，讓味道滲入其中。

如用雞湯煮的話，味道也不錯。

耳心部的軟骨留下爽脆的口感，即使是老人也能夠吃。是含有軟骨素的料理。不喜歡吃豬腳的人，也應該喜歡吃這個東西。能應用甘草的甘味。

沒有硬骨，花生也煮軟了，即使沒有牙齒也能夠吃。

千里鳳是指豬耳。意味著不老長壽，能飛翔千里的大鳥，是討喜的藥膳之一。

一旦缺乏軟骨素會老化，而且會失去性趣。接著就好像枯木一樣，筋骨沒有緊度，年輕人會停止發育。

甚至成人病也會伺機而入。結果，出現了一大堆必須依賴腎上腺皮質荷爾蒙的疾病，卻又害怕副作用的問題。

甘草具有調整胃腸的力量，擁有類似於腎上腺皮質荷爾蒙的作用，是能夠防止老化的食品。

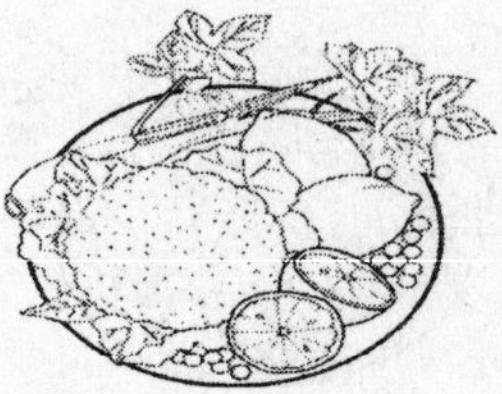

而花生的強精效果能夠恢復青春。

豬鼻、豬耳朵、豬尾巴並稱為豬的三大珍味，與煮花生是最好的搭配。

越式春捲增進食慾、性慾

這道冰涼的精力料理，是用新鮮的糯米紙包菜所製成的。

到材料店去購買糯米紙，將豬的脊背肉、蝦、蒜、辣椒、木耳、米粉、青紫蘇、韮菜剁碎，然後包起來。

捏成丸子蒸熟，然後將菜碼適當的分配在泡過水的糯米紙上，捲起來放入冰箱裡冷藏。米粉和乾木耳事前要用水浸泡還原。

比紫菜捲的做法更簡單，很容易製作。可沾辣醬吃。

醬油、醋、芝麻油混合紅辣椒、青辣椒，再加入魚醬，成為南方風味。

吃起來舌頭具有發麻的冰涼感，而且又有辣味，是最適合當啤酒的下

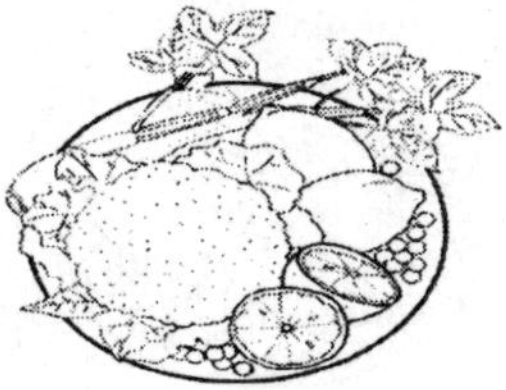

酒菜。

因為內含有米粉，所以可以當成主食使用。從越南到南方一帶，幾乎都喜歡這道美食，在暑熱國家，當成保健強精的食品食用。

米粉泡水時，可以一人份使用三個八角。瀰漫著一股香氣。木耳事先用水浸泡還原，這是必須品。

如果你吃膩了麵線、涼麵，則可以食用這道料理。能夠增進食慾、性慾。

其中使用大量的辣椒，藉著放熱效果，能夠使身體清涼，被當成消暑的精力食。

捲丹餅是受歡迎的長生不老食

「捲丹餅」是包百合根餡兒的蕨菜餅。其中，丹的原意是指回春藥。慶祝子孫繁榮時，會做這道菜。

促進荷爾蒙分泌順暢，抑制支氣管方面的問題，調整胃腸，藉著利尿

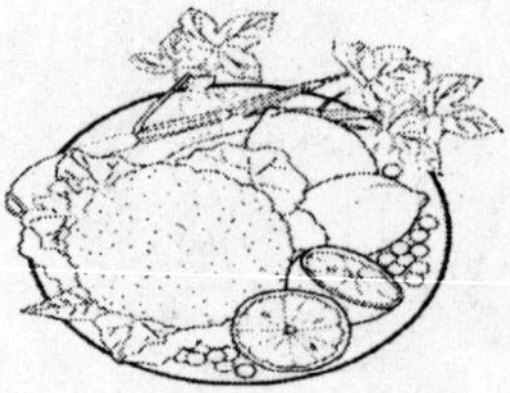

的藥效，成為長生不老食，受人歡迎。

百合根、蕨菜根的採摘期都在秋天。幸運的話，可在同一片山區看見兩種植物。

百合煮好之後，用砂糖調拌，變成高級的白餡。最好使用根較大的捲丹。

蕨菜根充分洗淨，放入榨汁機中。汁液放入平的容器中，加入一倍量的水。澱粉沉入底部之後，只要換上方的水，直到清澄為止。接著倒掉水，在陽光下曬乾。這就是純粹的蕨菜粉。雖然有市售品，但是，如果知道自家製法，在災荒時會有幫助。

用水調勻蕨菜粉，放入鍋中，用大火煮成透明的顏色即可。撕成小塊包餡兒，蒸好之後就是捲丹餅。

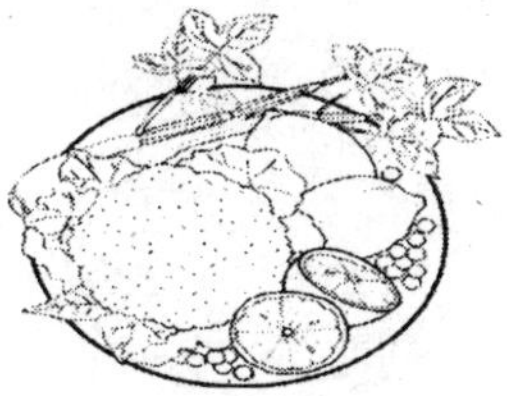

伏龍能消除成人病的不安

山藥，在十月是上市季節，如以強壯強精的原點來說，山藥是不容忽略的。

含氨基酸等精力來源，特殊的天然酵素含量豐富，能夠還原成耗盡的精液。

我們所說的「伏龍」，即是指山藥丸子。而伏龍，則意味著擁有山中無限能量的龍。

即使不喜歡山藥黏滑口感的人，對於這道菜則完全不用擔心這個問題。愛吃西方食品的人，也喜歡吃這個東西。女人緣較差的年輕人應該多吃點。

做法和芋頭丸子相同，有心的家庭主婦都做的出來。不過，秘訣在於要用新的良質油來炸。

可以淋糖醋醬，不過形狀和沾醬，可按照個人喜好來搭配。嘗試各種

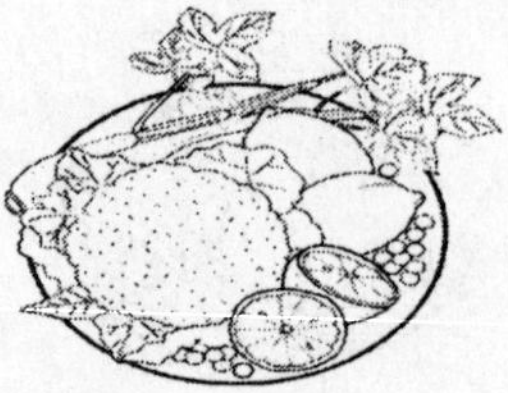

不同新鮮的風味，這也是吃山藥的樂趣。

想要排除積存在骨中的化學物質，必須要依賴山藥。山藥中隱藏著化學物質的分解酵素。用新鮮的良質油來炸是重點。

不用擔心血壓、糖尿、膽固醇的問題，是非常好的強精食品。

吃了它，就能夠創造出百戰不敗的精力。

四寶蛋能防止動脈硬化

能夠防止痴呆，消除疲勞的點心，就是「四寶蛋」。

使用四種漢方生藥煮蛋，做法很簡單。效果迅速，能夠增進健康。

十顆雞蛋加入川芎、黃耆各五公克，茯苓、甘草各三公克一起煮。

將煮過的蛋剝殼，和生藥一起煮。

全部材料放入鍋中加水蓋滿，再加入一合酒及少許鹽，煮至不見水分之後，關火。與普通煮蛋不同，必需要煮兩次。也許你會感到麻煩，但是卻能煮出美味蛋。

能夠引出清涼感，不會有胃灼熱的現象。一天吃三個，偶爾食用非常方便，而且是很好的預防老化食品。

蛋中的卵磷脂，能夠預防動脈硬化和痴呆。再加上四種生藥的各種效用，更能夠強化身心。

川芎能去除腦的邪熱。黃耆能發揮強壯強精、穩定血壓的作用。茯苓能安定精神，去除水腫。甘草能解毒散熱，對呼吸器官發揮作用，預防各種疾病。

此外，使用紹興酒，可以當成喝咖啡或喝酒的下酒菜，或是嘴巴想吃點零食時，也很方便。

將新鮮的雞蛋整個一起煮，也許會吸引很多喝酒人士前來哦！

頭重、頭痛立刻會消失，而且是不會造成胃脹的美味食品。

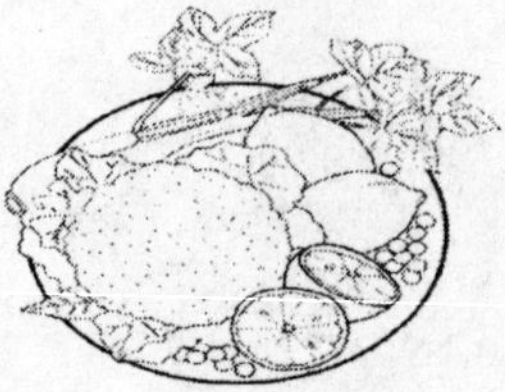

丁香蘋果可以健胃整腸及防癌

可以預防寒冷引起的腸胃問題，同時消除疲勞、健胃整腸的點心就是「丁香蘋果」。

丁香是漢方藥。將切成一口大小的蘋果用植物油略炸，然後淋上大量的豬油和砂糖糖蜜，撒上丁香。上限是三公克。

不要使用粉末，直接使用二公克的丁香能強調藥效。丁香與蘋果的搭配有很多種方法，以上的方法是最常見的，別名為哈爾濱拔絲。

丁香也可以當成春藥來使用。芳香性的興奮劑能刺激腦神經與性腺，也可以使打嗝停止。

蘋果也是催情及防癌食品。糖蜜是用豬油和砂糖熬煮到能夠拉出絲來。煮好之後擺在大碗中，用冷水稍微冷卻熱度之後，即可食用。

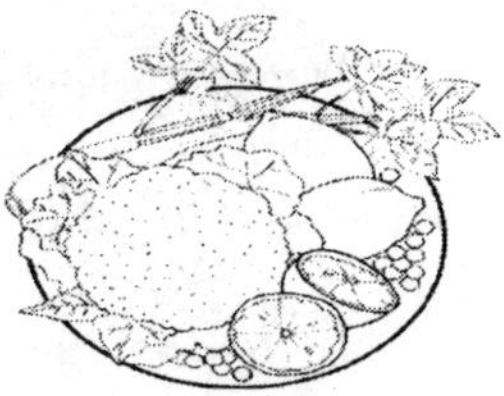

香蕉花芯使肌膚具有光澤

香蕉是最方便的消除疲勞及強精的食品。

切成圓片，放入雞肉、魚貝類的湯中，再加入海參一起煮，用澱粉勾芡。

有些地方的人則是將香蕉整根烤來吃。能夠預防熱病，強精強壯，使肌膚具有光澤，同時也是滋潤腸的藥物。

香蕉花芯也可以食用。香氣極強，能夠享受南國風味。

也可以直接做成沙拉。男女皆宜，可以溫熱腰際、增強性慾。

用充滿魄力的花芯煮湯，或是直接做成涼拌沙拉、炸來吃都可以。用鹽、胡椒調味，做成下酒菜。

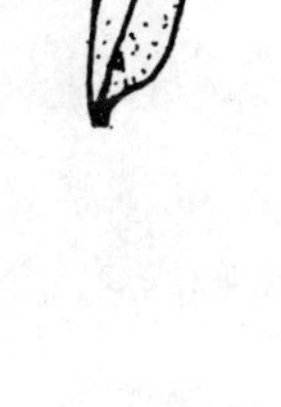

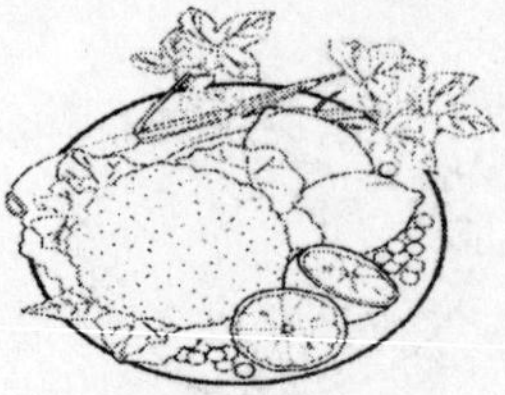

橙皮甘草湯消除腰痛

在寒冷時期對腰痛有效的就是「橙皮甘草湯」。具有酸甜的口感，是口味清爽的飲料。

橙皮不要弄破，整個剝下來，然後塞入五公克的甘草。放入咖啡壺中，用三杯水煮到剩三分之一量時關火，趁熱飲用。能治好腰肌的抽筋，消除腰骨的疼痛。

加入大量的黑砂糖，就能變成美味的熱飲。只能當成急救的飲料，不要經常喝。雖然沒有副作用，但是藥效很強。

在寒冷的早晚或腰痛時可以使用。

喝了之後排尿順暢，上廁所的次數減少。也就是說，能夠得到調整尿量的副效果。不光是腰，也能夠去除脊背與肩膀的痠痛。

偶爾飲用能消毒全身。

橙和橘子是不同的，皮比較難剝。可以用刀子切開一端，用好像要挖

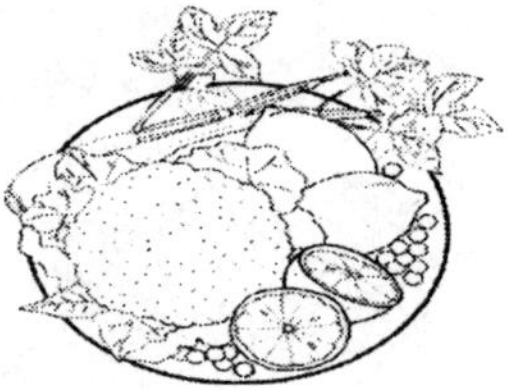

出果肉的方法來剝。果肉可以擠入酒中，或當成化粧水塗抹在臉和手上，滋潤被寒風傷害的肌膚。

有止咳的效用。以前的人將其當成醒酒液來飲用。

在覺得想吐時喝一點，能去除噁心感。

喝了果皮和甘草的藥湯，就不會感冒了。

蟲草冰梨提高心肺功能

性能力講究「心肺機能與腹肌的運動」。有人說與其使用春藥，還不如配合年齡與體力來進行伏地挺身體操較好，這種說法也有它的道理。

將漢方重視的梨子做成「蟲草冰梨」，百吃不膩，還可以搭配專門生藥。

是一道冰涼的強精沙拉。能夠治療因為紫外線而受傷的皮膚、消除胃腸疲勞、淨化肺組織。放入淨肺、具有催情作用的冬蟲夏草更有效。

梨子去皮和芯，切成細絲狀。用冰水浸泡，同時製作調味醬。

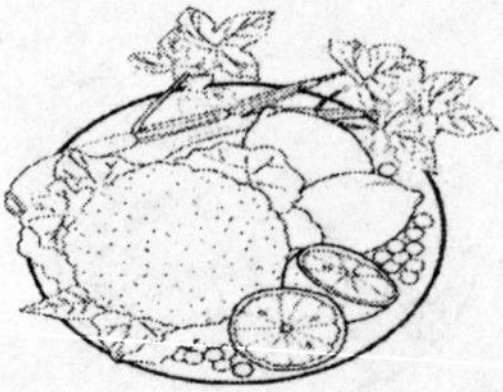

醋和鹽、芝麻油放入大碗中，再加上蒜泥、青辣椒、蔥花一起混合。如果要採用西式的味道，則可以用橄欖油代替芝麻油，加入百里香等花草。

接著用手指將炒芝麻與冬蟲夏草混合，放入研鉢中磨碎，加入調味醬。再將從冰水中撈出的梨子放入深碗中，擠檸檬汁或萊姆汁充分混合，再淋上調味醬即可。一個梨子使用三根冬蟲夏草。

不喜歡梨子甜味的人也會喜歡這道甜點。冬蟲夏草能增加呼吸系統與生殖系統的能力。不會出現呼吸困難現象，是適合大人的甜點。

能夠去除夏季的疲勞。冰涼爽脆的口感，非常好吃。

鳳梨酒滋養強壯、美容整腸

「鳳梨酒」就是鳳梨的水果酒。

鳳梨酒具有滋養強壯、美容、整腸的作用。

做法很簡單，是家庭保健飲料。

選擇成熟的果實，切成厚圓片。剝皮之後，將三分之二擺在廣口瓶中，用三十度以上的燒酒或是黑糖酒來浸泡。

不需要甜的調味料，天然的甜味已經很強烈了。適度的酸味能夠提味。這個藥用酒可以消除疲勞，也可以用來調雞尾酒。

鳳梨可以製成果醬，乾果肉、羊羹、果汁等，應用範圍廣泛，也可以做成水果酒。

飲用親手做的鳳梨酒，就能消除疲勞、穩定血壓及治療體臭。一顆鳳梨加上切成兩半的萊姆，味道更棒，能夠引出芳香的香氣及酸味，治療便秘。

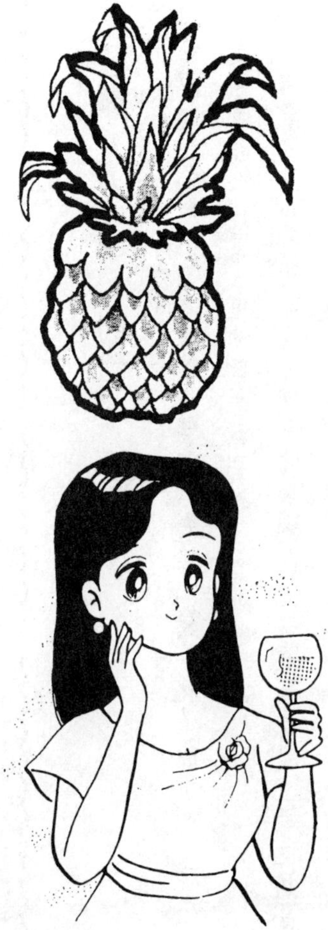

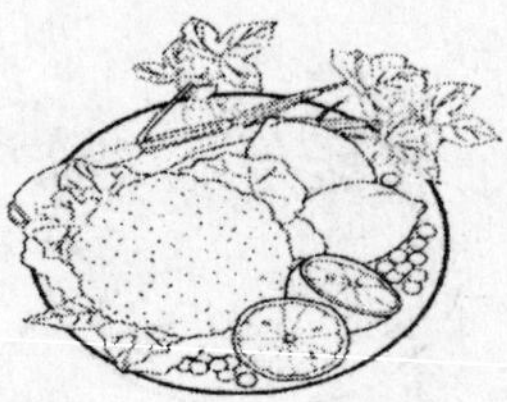

使女性擁有美麗臀部的體操

據說健步如飛與不老強精有關，不過基本動作就是散步。

走路時膝不伸直，會使效果減半。

只有意識到步行距離或速度，膝卻彎曲，就沒有效用。這時就可以利用「划船體操」來補強、矯正壞習慣。

調整基礎體調，將刺激送達腦，防止癡呆。提升臀部的緊張肌與腳的運動效率。將雙手貼於臀部做步行測試，就可以瞭解。

一旦膝彎曲來走，緊張就無法傳達到臀部，大腿肌肉無法緊縮，對於膝關節會造成負擔。

腳前後打開，為肩寬的兩倍。上身往前傾時，前膝先彎曲，後膝伸直。上身往後仰時，後膝彎曲，前膝伸直。交互放鬆力量，各做十次。手則做划船的動作，取得連續動作的規律。

暫且不提關於腰重心移動困難的問題，重點在於要伸展膝後側。

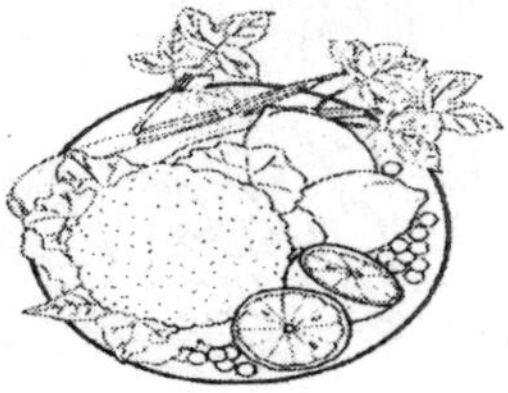

膝的屈伸不會對關節造成負荷，因此，不論任何年齡或身體狀況，都能安心地實行。

可以當成健腦、強壯強精、防止癡呆的第一步。

動作中左右腳要打開如肩寬，保持穩定。雙腳擺在一直線上，容易搖晃。其中的秘訣就是腳底在所有的過程當中都要貼合地面。腳跟一旦上抬，就無法產生效果。持續進行，就能恢復臀部的彈性。

刺激膝後側的穴道「委中」，能使肩膀僵硬及腰痛完全痊癒。漢方所說的腰背，就在委中。

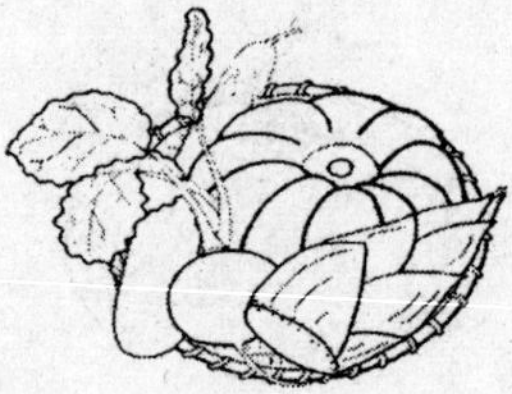

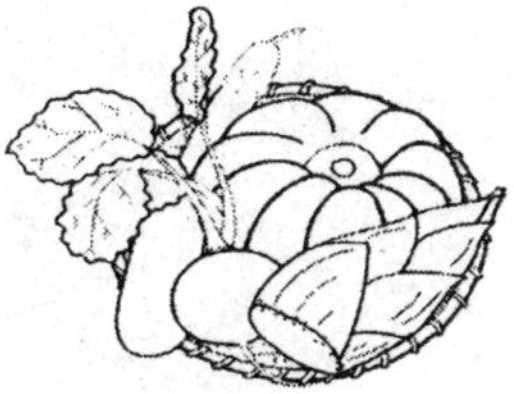

第5章

美味的飯與咖哩

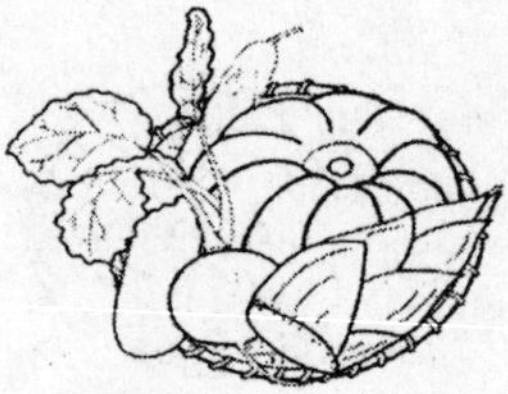

蒙古式羔羊鍋飯增進食慾創造精力

食慾不振就會連帶的造成性慾減退。絲路的強精食蒙古式羔羊鍋飯（普勞），能夠提升你的性慾。

蒙古是東西食文化的交流點，蒙古人是強精民族，所以韃靼牛排和鍋飯，是精力食的武器。

在鐵鍋中放入用酒和醬油浸泡過且烤過的羔羊排。其上放置用蒜、冬蔥、無花果、花生等炒過的炒飯，放入松子和萊姆果肉。

用烤箱加熱，然後倒扣在碗中。

這時羊排朝上。可以使用脂肪較多的羊肉。脂肪的融點較高，並不會發胖。

肉汁滲入炒飯中，能夠提升食慾。在嚴酷的自然環境中，對於戰爭、經商和女人燃燒熱量的絲路百姓，一定要吃羔羊鍋飯（普勞），才能培養征服慾。

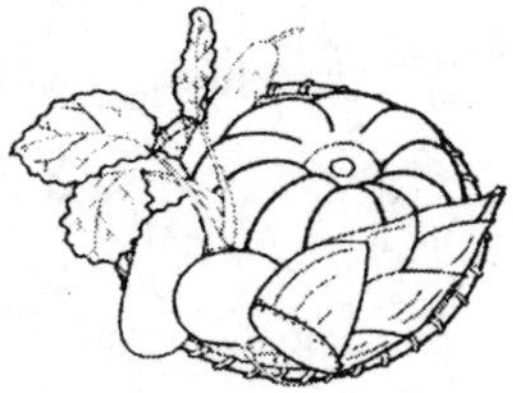

吃一餐就能湧現夜晚的鬥志，所以有很多的鍋飯迷。

光靠雞肉與鴨兒芹是無法產生元氣的。如果沒有鐵鍋的話，可以用煎鍋代替。

此外，用加州梅或紅棗代替無花果也不錯，能夠品嘗到不同的風味。

天麻藥飯可以治療歇斯底里

因為神經衰弱，而使性能力降低。失眠、食慾不振，在梅雨期迎向顛峰，腦漿和性器好像已經生鏽的狀況。要恢復健康，必須依賴「天麻藥飯」。

加入蘭科的天麻的款冬飯非常好吃。一吃就是好幾碗。吸收了漢方的向精神藥及春藥效果，治癒化學藥品無法治好的疾病。

如以一升飯為基準，則要加入十五公克的天麻粉，一碗切成一公分的款冬，黑海帶粉末一百公克、豬肉二百公克、芝麻五十公克，用鹽、酒、醬油煮。

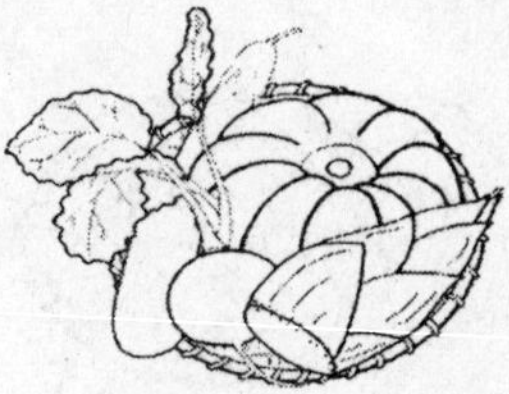

混入少許糯米及麥，煮硬一點。在遼東半島非常受人歡迎。適合壓力積存，性生活不如意的男女食用。儘可能使用野生的山款冬，黑海帶也可使用粉末加工食品。

朝鮮半島的人常吃黑海帶，其和海帶芽、蜈蚣紫菜並稱為強精食品。而且是碘含量豐富的海藻，評價極高。

若沒有的話，也可用一般海帶代替。芝麻略炒後加入其中，豬肉最好使用脊背肉。這樣就能治好陽痿，手腳有力，去除頭的風寒，恢復正常。可以當成歇斯底里女性的治療食，能夠提高性感度。款冬對於喉嚨和肺都很好，具有淨血解毒作用，同時也是活力源，有健腦的功效。

八目鰻飯創造元氣

夏季的精力食，就是「八目鰻飯」。是葡萄牙的強精料理。

將如大人兩條手臂般粗的八目鰻，切成小塊，放入用橄欖油炒的米

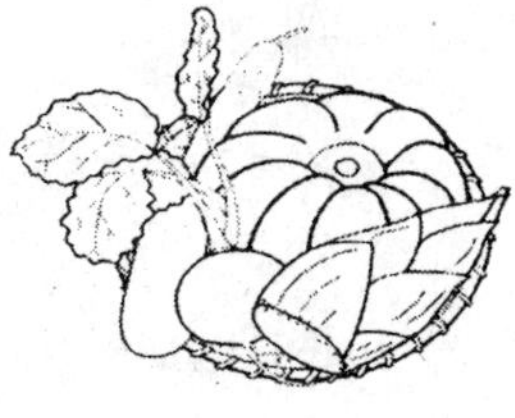

中，再用葡萄酒煮成八目鰻飯。

用番紅花、鹽、胡椒調味。

可能是因八目鰻濃稠的血液以及紅葡萄酒的緣故，形成充滿魄力的鰻魚飯。

具有強壯強精效果。只要有八目鰻就可以做這個飯。

肝臟和脂肪溶於葡萄酒當中，再溶入飯中，形成絕妙的味覺。在應用的時候，可以用醬油提味。堪稱美味的佳餚。

在葡萄牙，將其視為是高級料理。只有在招待至親好友時，才會登場。

能夠補充因為暑熱而消耗掉的體力。

在炒米的時候，如果放入八目鰻一起炒，會造成八目鰻的肉破碎。原則上，要將新鮮的八目鰻和炒過的米，交互擺入鍋中一起煮。

對於已經吃遍美食的人，可以嘗試這個飯。它不像燒鰻一樣具有腥臭味。

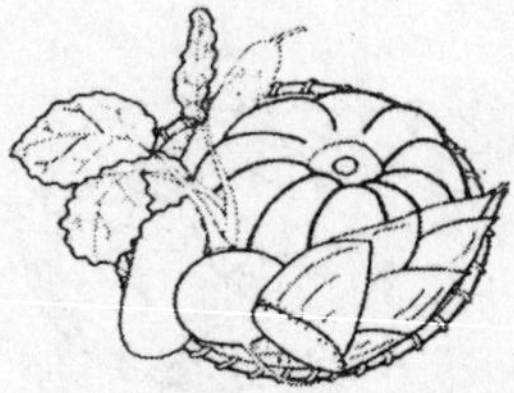

竹葉蘑菇飯是新婚夫妻的美食

蒙古的強精飯「竹葉蘑菇飯」，在元朝成立時，就定著於萬里長城的內側。

使用以戈壁沙漠為主要產地的肉蓯蓉及口蘑。

肉蓯蓉生長在沙上，可用來祈求子嗣及預防子宮癌。也可治療男性的陽痿，使男性具有超強精力。整個外觀好像挺立的男性性器一般，在藥店可以買到茶褐色的切片乾燥品。

口蘑就是俗稱的蒙古蕈，可以在特定的食品店買到。

若沒有的話，可以用草菇罐頭代替。

兩種蕈類都準備好之後，再和蓮藕、竹筍、栗子、白果、皮蛋、叉燒肉、長蔥、薑一起炒煮，都必需要先剁碎，可使用醬油調味。再混入準備好的紅飯中。也可以用竹葉包成粽子。若覺得麻煩的話，可將葉子鋪在蒸器裡，再鋪上混合好的飯，蓋上蓋子來蒸。

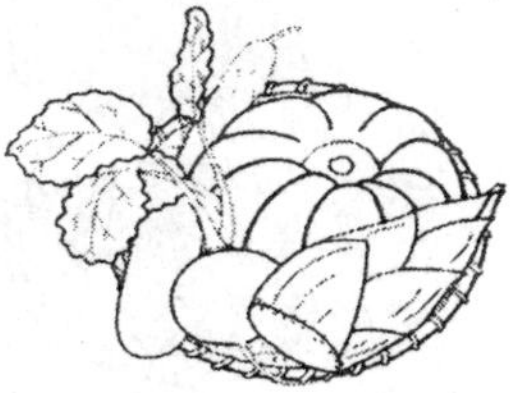

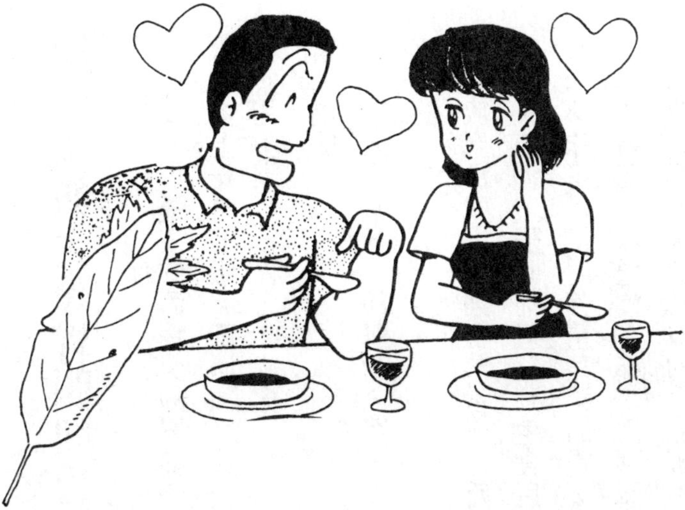

也可用紹興酒將竹葉片的一面打濕，或是上下內側都塗抹。

以此方式煮好之後，移入大碗中，撕下上面的葉子就可以吃了。非常適用於結婚喜宴中。看起來既豪華，又對於新婚之夜的夫妻也有幫助。比單品使用的淫羊藿效果強十倍。

就如同發情飯一樣。目前蕈類藥效還有很多我們不了解的部分，但的確是能充分享受的食材。

可以使用大型竹葉做成慶祝喜宴的蘑菇飯。肉蓯蓉用紹興酒浸泡一晚。浸泡過的酒塗抹在竹葉上，才不會浪費。

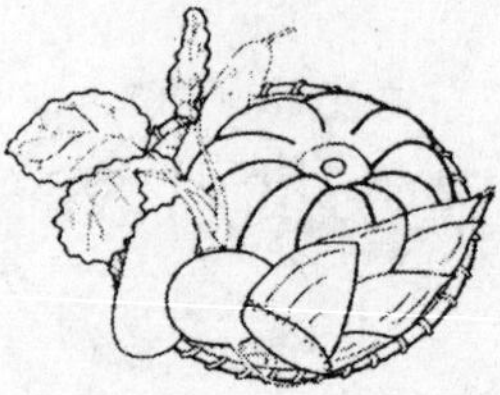

鍋巴湯飯去除胃脹與胃灼熱

要給予連夜飲酒疲勞的胃腸活力，可以使用「鍋巴湯飯」，即是在焦飯中淋上雞湯的飯。不過，最近的飯都煮不出鍋巴來了。

用容易煮出鍋巴的鍋子。放入各半量的糯米及炒過的薏米，煮好後用醬油調味。

放入小蝦米、胡蘿蔔、薑，煮成金黃色之後，挖起鍋巴，放入加熱的植物油中炸一下。

放至深碗中，鋪上羊舌或牛舌薄片，再淋上熱騰騰的濃雞湯，加入藥味吃。最近，隨時都可買到生食用的牛舌。

藥味可以使用強精蔬菜的香菜或是長蔥。雞湯一定要帶骨，加入大量切片的番茄，味道會更棒。用鹽調味。

這道鍋巴飯和其他的食品飯不同，香氣四溢。

也可以使用肝臟代替羊舌或牛舌。秘訣就是要切成薄片。

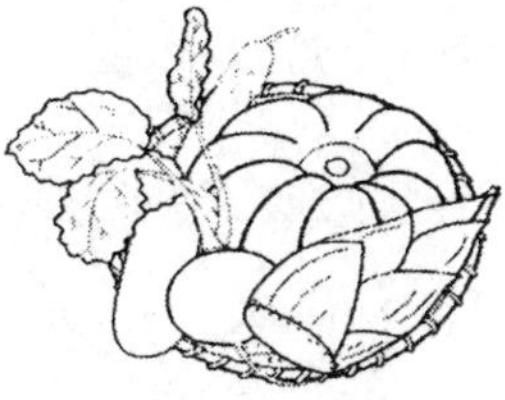

能夠立刻治好胃脹、胃灼熱，產生元氣。剛炸好的鍋巴，放入湯中，會發出吱的聲音，能使精神振奮。

要治療胃腸疲勞，斷食很好，但是，也可以使用這個積極的方法。靠胃藥是治不好的。

平常就吃雜糧食的家庭，可以增加薏米的比例，或是直接應用薏米。除了蝦米以外，也可應用新鮮的小蝦。在煮飯的時候，加入醬油和酒混合。

豬小排飯創造活力

「豬小排飯」是指淋上高湯，加入豬小排的飯。是非常適合單身貴族自製的料理。有考生的家庭，也可參考一下。

三合米加入略炒過的黑芝麻一合，再加上二百公克的豬小排，用海帶水煮，使用肉質良好的黑毛豬就成功了。

這時可以加入黑色的木耳，以及沙丁魚板、羊栖菜。調味料使用鹽、

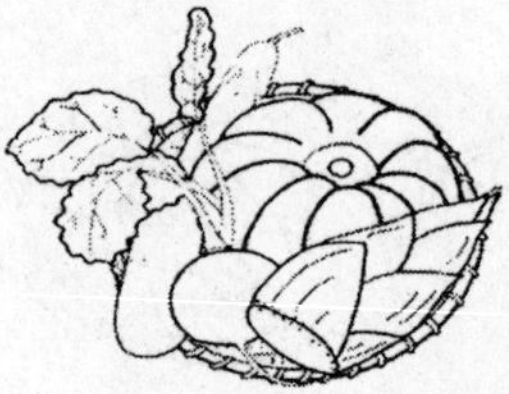

醬油、紹興酒。蔬菜則適合搭配胡蘿蔔丁。

海帶水的製作法，是將一片海帶浸泡在水中，連海帶都可以使用。

秘訣就是要煮的比較硬一點。謹慎的看電子鍋的刻度來煮，就可以煮出好吃的飯。若使用三分之一的糯米，則會具有較硬的口感。

高湯則可以使用豬排骨、柴魚片、海帶來熬煮，用鹽調味，不需化學調味料。

只要想想味道濃厚的湯，就知道怎麼做了。

在剛煮好並在盛入大碗的豬小排飯上，淋上熱的高湯。使全身產生精氣。

羊肉咖哩能消除生理痛

馬來半島融合了許多民族，而飲食就是最好的象徵。

像完全沒有漢方味的咖哩飯「羊肉咖哩」，就是一個很好的例子。是男女強精，治療生理痛的藥用食。

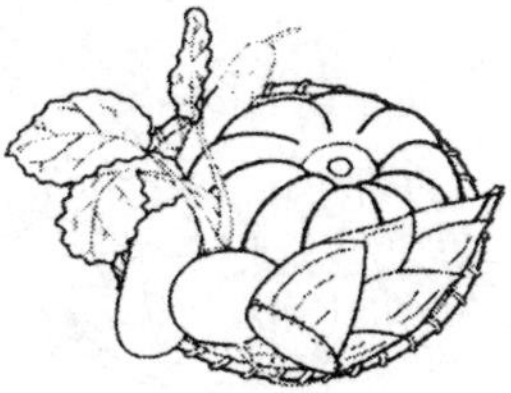

在馬來半島，並非將其當成藥膳或藥食來使用。而是在大型的攤子上就可以吃到，且其材料十分豐富。

對於喜歡咖哩的人，的確可以參考一下。

做法很簡單，即為普通的羊肉咖哩，再加上川芎、當歸、何首烏各五公克。在中藥店可以買到這些藥材，全都可以放入湯中。

用雞湯煮羔羊肉，再加入蔬菜。香料則是加入香茅、羅望子、檸檬、萊姆。

可以吃到既辛辣又大塊的羊肉，按照個人的喜好決定咖哩的分量。

能夠立刻消除身心的疲勞感，使頭部感覺輕鬆。當歸、川芎是女性的聖藥，但對男性也有效。

何首烏具有回春作用，在中國社會當中，是非常重要的藥物。三者合併的藥理，利用效果無雙的精力肉羔羊肉引出來。

省略香料，就可以去除藥用食的意義了。

然而，對羊肉迷而言，牧草香消失，可能略嫌不足，但是，卻是適合萬人的味道，能治好手腳冰冷症。秘訣就是要帶點酸味。

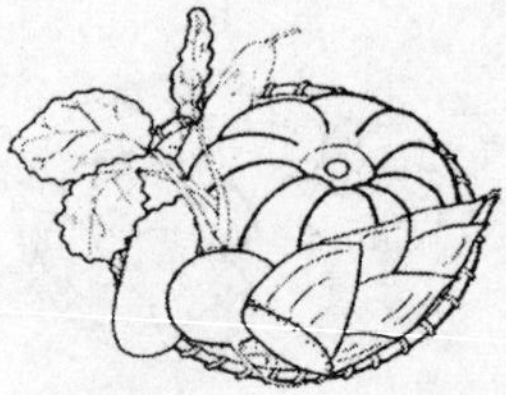

魚頭咖哩消除感冒的頭痛預防德國麻疹

能夠治療使用過度的頭腦疲勞，溫熱身體，使精神保持冷靜的健腦補食，就是「魚頭咖哩」。

因為是使用大魚頭部做成的咖哩菜，因此，在家庭中就可以做好。不論是鯉魚、鰤魚都可以。

在馬來西亞的舊都馬六甲，以海峽料理為看板的餐廳，是用咖哩來煮大頭魚的魚頭，放入大碗中。在咖哩粉中，加入羅望子、川芎、白芷、當歸、香茅、萊姆、雞肉來補強。淋在飯上吃，同時也要吃魚頭肉。完全沒有腥臭味，能夠享受魚肉最美味的部分。

除了恢復氣力、鎮定精神之外，同時具有去除德國麻疹的效果，因此，當成熱帶風土病的預防食。也適合在寒冷時期當成保溫、強化身心食。立刻治好感冒的頭痛或頭腦茫然，也能治好感冒。

可以適當的省略香料的補充。沒有川芎或萊姆肉的話，可以加入檸檬，味道也不錯。食用之後再吃一碗刨冰，那就更棒了。

刨冰中有綠豆、小紅豆及椰奶，雖然口中冰涼，但是腹部溫暖，所以不用擔心會吃壞肚子。這是馬來西亞的漢方，是一道值得嘗試的甜點。

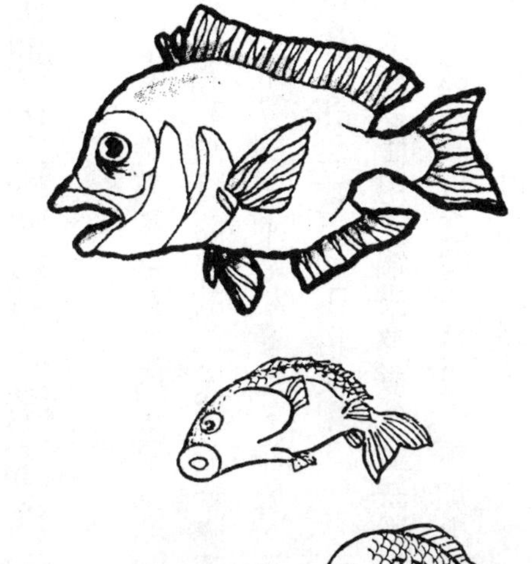

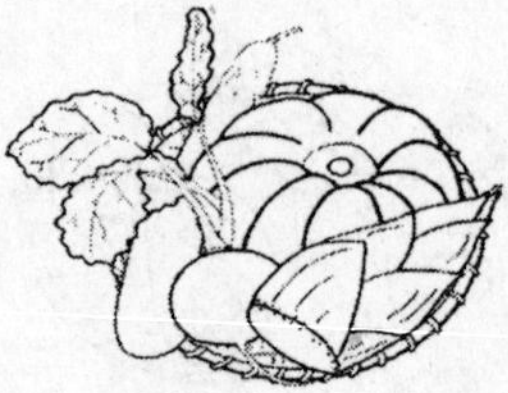

咖哩羊排消暑、增添食慾

夏季體熱積存在體內，感覺非常悶熱。流不出汗來，覺得很不舒服。這時能夠消除悶熱的越南漢方「咖哩羊排」不錯，能夠增添食慾。

帶骨的羔羊肉和番茄、洋蔥、西洋芹一起煮咖哩，也可以加入薏米。胡蘿蔔和馬鈴薯切丁再使用。

可以使用土鍋來熬煮，秘訣就是要煮得久一點。

調味料以咖哩粉為主，再加上酒、鹽、醬油以及姜黃粉末來補強。奢侈一點還可以加入番紅花。

雖然不必像法國洋蔥湯那麼濃稠，還是要煮得濃一點，喝了之後才容易冒汗。

喝完之後淋浴一下，吹吹冷氣。適合當成休假日的家庭料理，或者是露營的野外食。應該要轉換體調，可以算是一種嘗試性的震撼療法。記得要使用羊排。

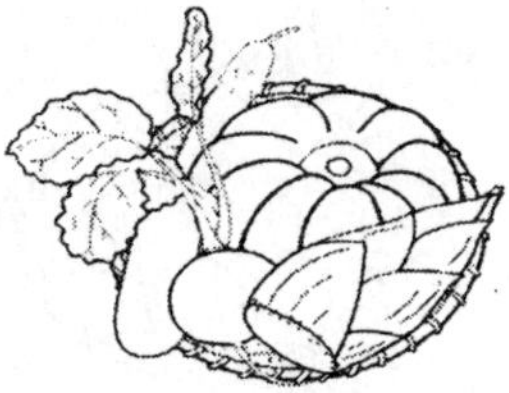

使用成熟的番茄，大量的洋蔥，強調酸味。按照個人的喜好增添分量。只要撈除羊肉的澀液就可以了。如果忘記這個步驟，就會使得血管阻塞。加上這個步驟，就能去除多餘的脂肪。

想要苗條，吃肉最好，尤其羊肉更棒。

想靠生菜沙拉減肥，根本就是錯誤的想法。要去除多餘的水分才能瘦下來，所以這是一道非常好的消暑食。

多放一點薏米，這道菜就可以當成主食。

加味四物湯刺激考生頭腦和食慾

在考試期間，腦神經容易失調。按照慣例，一定會有失眠症或頭痛的症狀出現，而且沒有食慾。

這就是一種不正常的證明，但是不用擔心。可是父母總是希望煮一些好吃的東西給孩子吃，藉此來消除這些症狀。

這時可以參考一下「加味四物湯」，這樣就能消除父母的擔心，親子

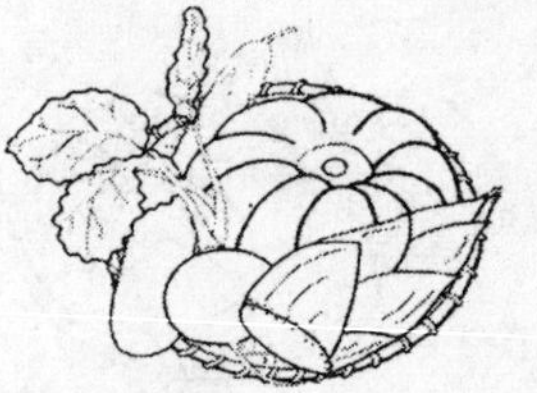

都能鬆一口氣。

調理法非常簡單，可以當成「考生食理學」的菜單。

步驟是①在藥局購買加味四物湯。②放入咖哩雞塊。只要這兩點就夠了。①的藥劑原方是四物湯，混合了當歸、川芎、芍藥、熟地黃四種生藥。主要是鎮靜以及治療頭痛，是治療婦科疾病的妙藥。

所以，也非常受女性考生的歡迎。如果是男性考生，還可以再加入一些東西，包括五味子、牛膝、麥門冬、知母、黃連、杜仲等，這就是加味四物湯。然後只要再放入雞塊一起煮就可以了。咖哩的作法與平常作法相同。

藥效滲透到雞湯中，利用咖哩粉去除漢方的藥味。即使是偏好西方食品的人，也會喜歡這道菜。同時顧慮到保護肝臟及胃，也可以消除粉刺。

姜黃粉去除膽結石、舌癌恐懼

春天會開粉紅色花的姜黃根塊，將其研磨成粉末，稱為「姜黃粉」。

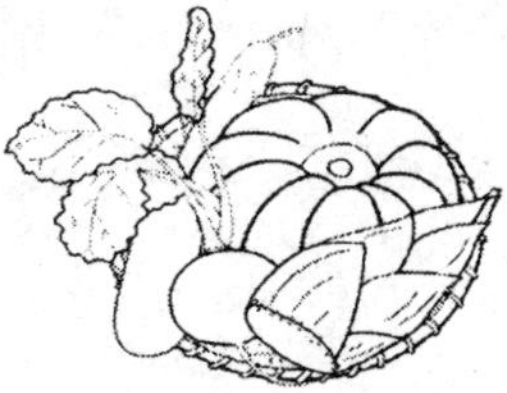

姜黃粉能夠健胃、預防體內腫包，治療從口腔到胃所有黏膜的問題。促進膽汁分泌、恢復氣力，不容易出現膽結石，可以說是漢方的日常保健藥。

搭配其他生藥，可用來治療婦科疾病及一部分的癌症。

使用的是百分之百姜黃的純粹粉末，因此比普通的粉末效率更強、顏色更深。

和咖哩粉的顏色相同，所以就算加入咖哩料理中，也不會有不適感。桌上經常擺一瓶，煙抽得過多、吃得過多的時候，舀一匙含在口中，或是抹在舌尖不舒服的部分，就能去除舌的粗糙感。吃起來的感覺好像在甜不辣的咖哩粉一樣。

這樣，就不用擔心自己會得舌癌了。

不但能預防疾病，而且能夠自我滿足，不再擔心了。

同時也可以去除牙齒的發炎症狀。

自然吞下，能夠強化胃與肝臟。

同時具有消除斑點的美肌效果，以及去除酒害的效果。

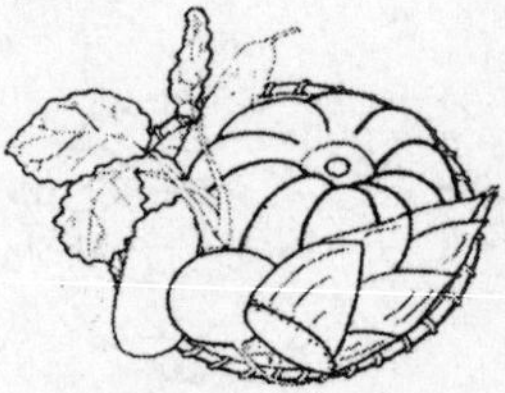

一般來說，適合當成調理的香料，能加深味道，並且能夠綜合肉類料理的毒性，防止胃脹。

黃色姜黃能使身體清涼。

咖哩墨魚捲預防夏日懶散症

能夠增進食慾、創造夏日強健身體的馬來西亞料理，就是「咖哩墨魚捲」。

墨魚洗淨，豬肉和豬肝剁碎，加入蛋黃、蒜、薑混合之後，塞入墨魚中。這時要加入鹽和少量的咖哩粉一起調拌，然後再沾上濃稠的麵粉水後用油炸，成為國人喜歡的味道。

切成圓形盛盤，淋上芥末醬油或番茄醬、辣椒醬等。

添上檸檬或是萊姆薄片，加入果汁，成為現代風味。是消除夏日懶散症的強精食。

中國、印度、越南、馬來西亞各有不同的風味及特色，但是，全都融

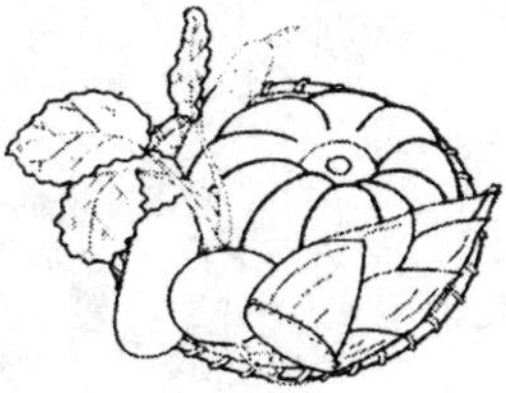

合成這一道菜，最適合搭配啤酒。

油最好使用椰子油、花生油，或是菜籽油和芝麻油的混合油等。

如果想要使用墨魚的內臟，就要挑選新鮮的墨魚。

拔出墨魚腳剁碎，最後再一起塞入墨魚中，才不會浪費。

用牙籤固定，就不用擔心炸的時候，菜碼會散開。

不喜歡蒜味的老年人，可以用紫蘇葉代替。

有的餐廳會使用薄荷葉，可以參考這個熱帶的日常食。

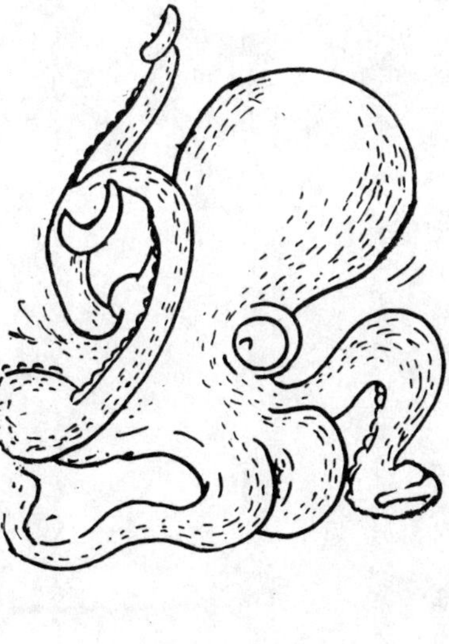

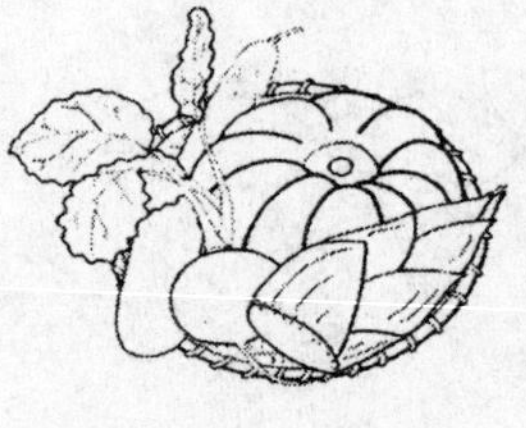

治療骨盆歪斜，吸引異性的體操

不論男女，骨盆歪斜都會影響性能力，上為頭痛、下為腰痛的原因。會使全身狀況紊亂。

阻礙臟器的正常活動，血液循環不順暢。此時只要進行簡單的「骶骨體操」，進行相關位置的修正，就能保持年輕，預防各種失調。

骶骨是背骨的基礎，左右有髂骨。這就是骨盆大半的構造，因此骶骨可以說是人體的中樞。

仰躺，將腰輕輕上抬，朝左、右各畫圓十次。

秘訣就是要以腳跟及手肘為支點，用脊背固定，雙手抵住腰骨往上抬，看著肚臍。

這樣就能夠順利地扭動腰。結束之後，恢復原狀躺下。調整呼吸之後，單腳從腰部扭轉，擺在另一隻腿的外側，而上身朝相反方向扭

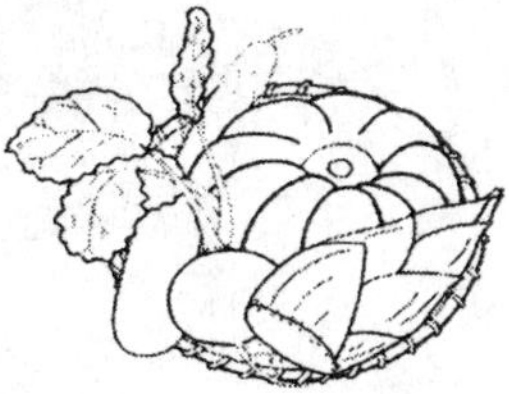

轉。躺著扭轉，能夠給骶骨愉快的刺激。

然後相反方向也要這麼做，這樣就能去除足腰的疲勞。靜止時間各為三秒。接著俯臥，形成四肢趴地的姿勢。雙手、雙膝朝左右打開如肩寬，充分伸展脊背，腰慢慢大幅度地旋轉。

左右方向各旋轉十次，結束之後，趴下來放鬆。雙腳併攏伸直，單膝朝胸的外側上抬。保持著床的狀態做這個動作。

上身好像壁虎一樣沿著地面爬行。這樣就能夠產生圍繞骶骨的作用力、反作用力互相拉扯的力學。全身盡可能放平。花三秒鐘的時間完成動作，雙腿交互進行之後就結束動作。躺在床上進行，所以覺得很輕鬆。

早上醒來之後就做，晚上做完之後能產生睡意或吸引異性。事實上，可以治好失眠、冷感症、早洩、頭暈、肩膀痠痛、便秘，使身體輕鬆。

也能消除因為循環障礙導致的臉或身體的浮腫現象。

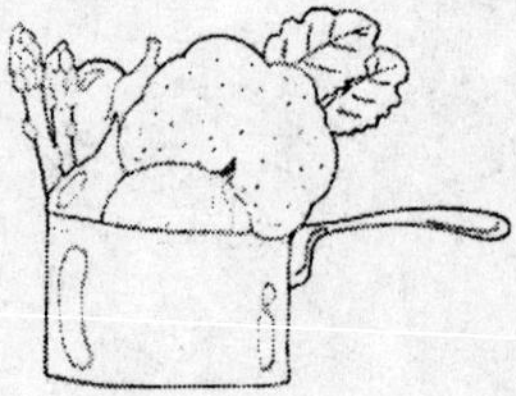

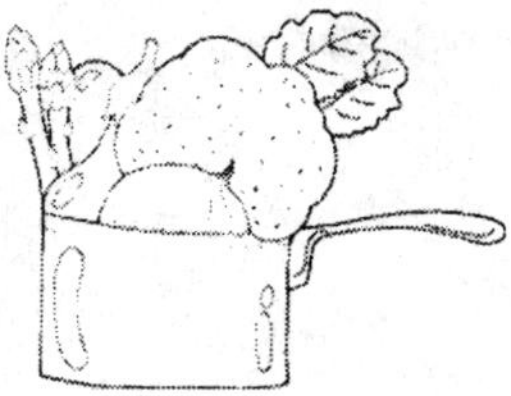

第6章

人人喜愛的沙拉與菜食

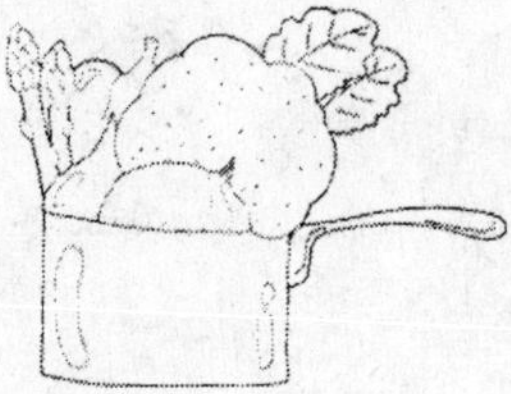

柿葉沙拉淨化血液，治療眼底出血

原產於中國的柿子，歷經品種改良之後，品質更為優良。

各國都有各種柿子的藥法，從晚春到初夏不能忽略的就是「柿葉沙拉」。使用柿子的新芽或嫩葉。

維他命C為檸檬含量的二十倍。含有能淨化血液的天然葉綠素，及維他命A、K、P等。如果要當成增強毛細血管、穩定血壓以及治療眼底出血的妙藥，生食是最好的。而大量攝取時，可以搾汁或是做成沙拉來食用。

先用指尖摘下芽或葉，用水洗淨之後，加入大量的粉絲沙拉、海帶芽沙拉及馬鈴薯沙拉，然後淋上喜歡的調味醬。吃起來甜甜的，味道不錯。

柿葉沙拉能夠淨化被化學藥品食品污染的肉體。

此外，也能增強生殖器官。在這個季節愛喝酒的人，可以藉著柿葉沙拉來淨化血液。

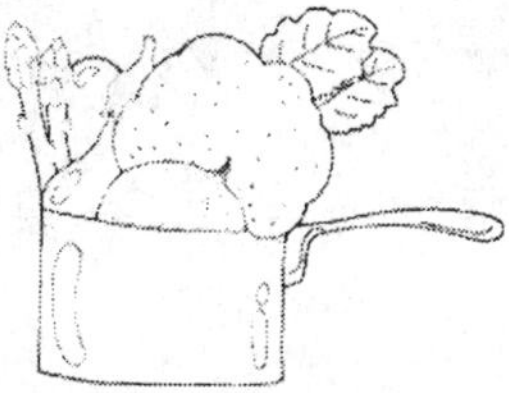

第6章　人人喜愛的沙拉與菜食

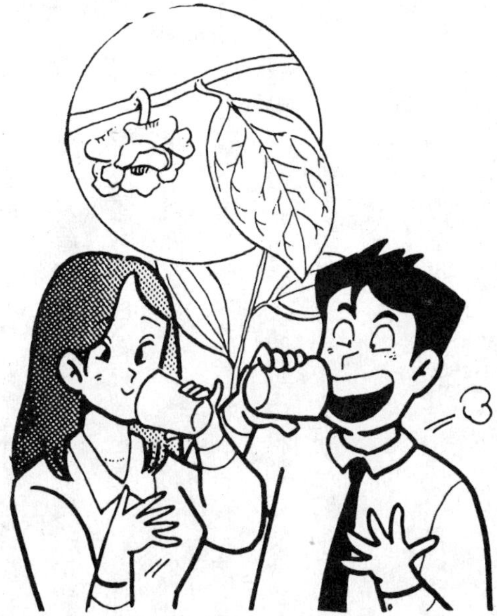

將柿葉沙拉當成下酒菜來吃，就不會有宿醉的現象。

不論是澀柿、甜柿，其新芽及嫩芽都可以生吃，而成熟的葉子則可以油炸或沖茶。

在依賴治療腦中風的處方之前，先利用柿葉來預防成人病。

能夠治療胃弱。而沒有農藥的庭園柿是最好的。

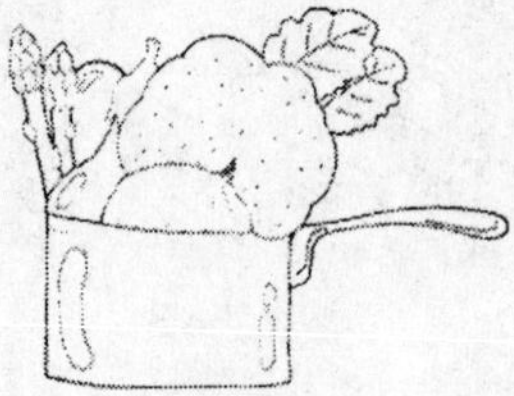

「格卡」消暑、鎮靜腦神經

「格卡」是越南華僑喜愛的消暑、強精沙拉。

使用大量的青紫蘇葉，其特色是能夠鎮靜腦神經以及使口腔清涼。

帶皮雞肉二百公克、薏米一合，加一把木耳一起煮，不要煮太久。其他則使用新鮮蔬菜。

高麗菜半個、洋蔥一個、蒜一塊、青紫蘇二十片、香菜一株、紅辣椒與青辣椒共十根，將以上材料剁碎。

薏米和剁碎的蔬菜及雞一起放入大碗中，稍微拌一下即可。這是兩人份的材料。

調味醬則是剁碎的花生或是花生醬、芝麻油、醋、酒，再淋上大量的越式紐克馬姆醬。越冰越好吃。

紐克馬姆醬和「格卡」搭配起來很好吃。沒有香菜時，也可以撒上香菜粉代替。

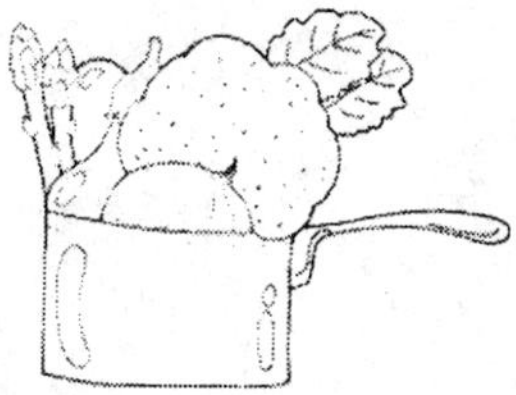

熱帶國家的人在食慾不振的時候吃沙拉，較容易入口，而且能產生性慾。

調味醬一併攝取更有效，能補充蔬菜。

很適合搭配治療宿醉的清醒酒或清涼的啤酒。立刻使精神一振，同時迅速恢復身體狀況。

下酒菜中最好不要加入酒。夏天宿醉很痛苦，因此，這種做法是比較聰明的，而且是能夠補充大量鐵質的美味料理。

撒上煮過的黑木耳，更有魄力。所以，不要省略這道材料。

金色瑪莉對於初期的感冒有速效

在夏季感冒的初期，能夠調整發汗、利尿、治療食慾不振的就是「金色瑪莉」。是夏季盛開在園中的強健花草，任何人都可以栽培。

在歐洲以及熱帶亞洲的用法，是使用手指摘下花瓣，放入各種沙拉或湯中，是日常的健康食法。

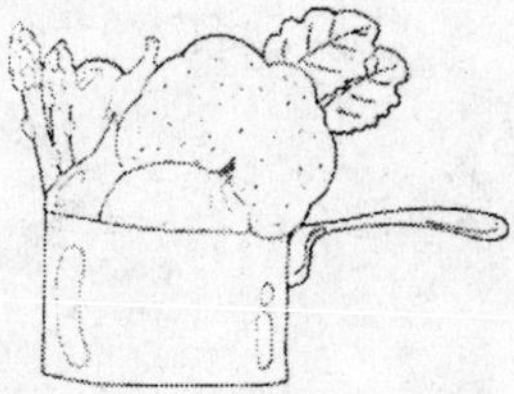

花茶則是用小花剪將花剪下，水洗後曬乾。然後將花瓣摘下，放在通風良好的場所陰乾。以沖泡紅茶的方式，煮六大朵花的分量後飲用，可以加入適量的甜味。

以上是一日量的飲用方式，可以治好初期感冒。

能夠排汗、排尿，使身體復原。去除積存熱，使身體清爽。同時也能夠抑止異常的大量流汗，具有耐人尋味的兩面作用。

因為有健胃效果，所以，不會得夏日懶散症及夏日消瘦。

每年從梅雨季到夏天都沒有食慾的人，可以使用這個材料。

適合氣候嚴熱的地方。像熱帶國家，一旦失去食慾就會罹患疾病。

夏季較短的歐洲，在這個季節一旦身體狀況欠佳，就不容易復原。

因此，才有這種民間療法流傳下來。

金色瑪莉可以種植在改良的土壤上，能改善不適的身體狀況。

只要有太陽曬，就能陸續開花。很耐乾燥，即使到國外旅行，不在家的時候也不用擔心。

金色瑪莉風味極佳，搭配蜂蜜更能提高味道及效用。

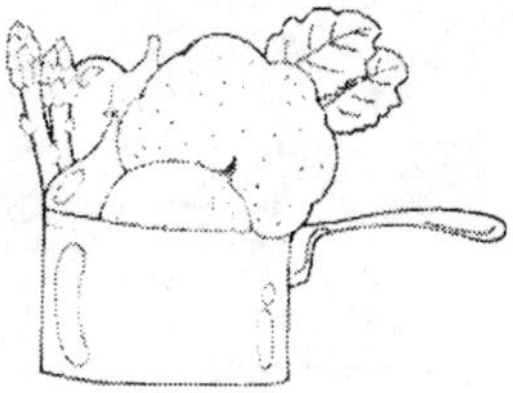

韓國泡菜松子沙拉增進腦功能

夏季專用的泡菜就是指「松子沙拉」。

使用很多具有預防百病及強精作用的松子，和冬天用的鮮紅泡菜不同，色澤和味道都比較清涼，而且製作方法非常簡單。

蕪菁切成適當大小，放入麵糊中。麵糊用鹽和砂糖調味，加入蒜、松子、紅辣椒、青辣椒後冷卻。

盛入小鍋中，淋上芝麻油即可食用。湯也可以喝。能夠去除積存在體內的邪熱，溫熱腰際。所有的材料都含有能強化生殖系統功能的鋅。

松子是著名的長生不老仙丹，是絲路起點伊斯坦堡不可或缺的強精食。

蕪菁在巴爾幹半島被視為是造精液的強化根菜。而蒜和辣椒則是增強性能力的藥物，都是可以現漬、當成啤酒的下酒菜。儘可能要選擇新鮮的生松子。

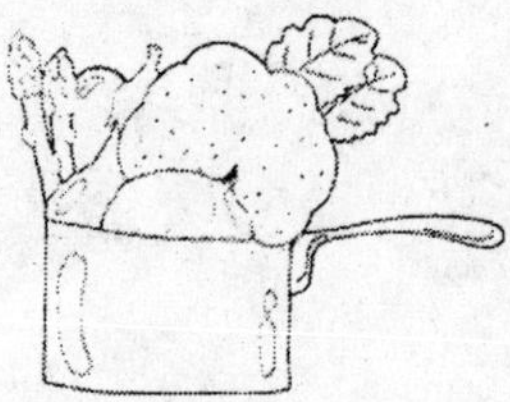

放入冰涼的沙拉中即可食用。可以藉此提升因為太熱而遲鈍的腦功能及勃起能力。

以前在滿蒙時代認為松樹是不吉祥的食物，但是越過萬里長城之後，評價就完全改變了。韓國也將其當成藥食的頂級材料。

此外，在麵糊中加入少許的醋，更能強調涼味。

這道簡便的強精沙拉，會使你愛不釋手。

銀耳花蛋是賞心悅目的減肥食

雖說要減輕體重，但是，卻導致體力降低就毫無意義了。

也就是說，如果能去除多餘體重，就能減輕內臟負擔、恢復體力的常識論，卻不容易實際應用，而且過瘦還有致癌的危險性。

最近有一種能夠強化體力的洋蔥減肥法備受矚目。

可以使男性增強精力，讓女性美容、美顏。有內服及外用的方法，不論是誰都可以使用。

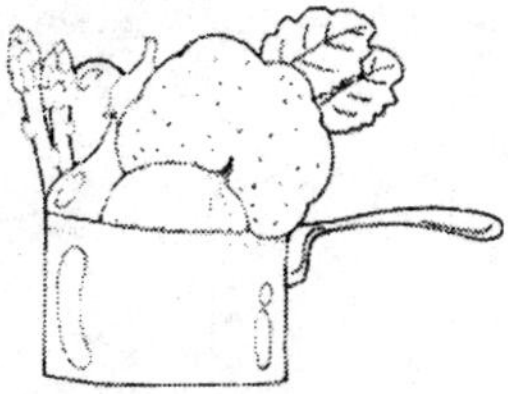

第6章　人人喜愛的沙拉與菜食

內服當然是以料理最自然，這就是中國料理的「銀耳花蛋」。洋蔥和白木耳等量拌炒，並加入蛋。用火炒熟之後，加入枸杞子，然後再倒入太白粉水勾芡，用鹽調味即可。象牙色加入鮮豔的黃、紅色彩，可增添食慾。

這道高級料理不但做法十分簡便，同時能使腦神經正常化、身材苗條。具有整腸、強化自律神經作用的洋蔥，加上白木耳的相輔相成作用，就能夠產生這些效果。同時也有強精、強壯的效用，而蛋和枸杞更能加強這些作用。

黑木耳也不錯，但白木耳的保養成分更強。木耳用水沖泡還原，充分洗淨後使用。

其次是外用。可以在泡澡時進行。

洋蔥切成兩段，用來摩擦下腹部，具有顯著的排尿效果。如果與內服併用，就能健康消瘦。把切斷面當成刷子來摩擦身體。

據說在西元二三〇年出現喝茶的風俗習慣時，就會將洋蔥剁碎，放入茶中一起飲用。洋蔥的藥用歷史悠久，藉著完全燃燒熱量去除贅肉。

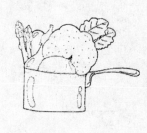

涼拌黃瓜防止夏日懶散症

小黃瓜能防止夏日懶散症，具有各種不同的吃法，而最簡單的就是「涼拌黃瓜」。

黃瓜切成三段，用啤酒瓶敲打。然後再淋上用芝麻油、醋、醬油調和的醬汁，即可食用。

如果再加上剁碎的紅辣椒及青辣椒，最適合當成啤酒的下酒菜。

冰涼後吃更美味。調味汁也可以依喜好加入蒜。

以前農夫在豔陽天下工作時，就會吃小黃瓜。沒有比它更好的防止夏日懶散症的方法了。

進行夏天運動時，在麥茶中加入冰塊、檸檬，和幾根小黃瓜一起吃，就不會中暑。

日曬後將小黃瓜切成薄片敷在臉上，就不會紅腫。小黃瓜也是燙傷的民間特效藥。生吃小黃瓜能夠排出體內的疲勞物質及清血。

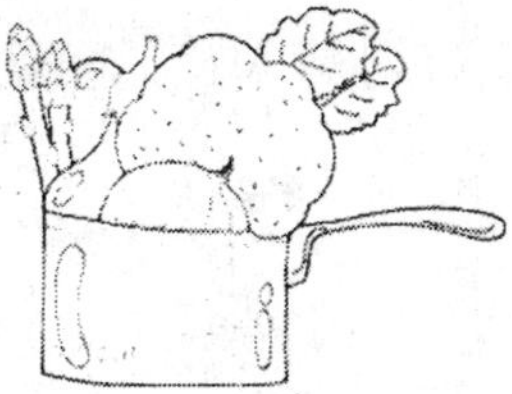

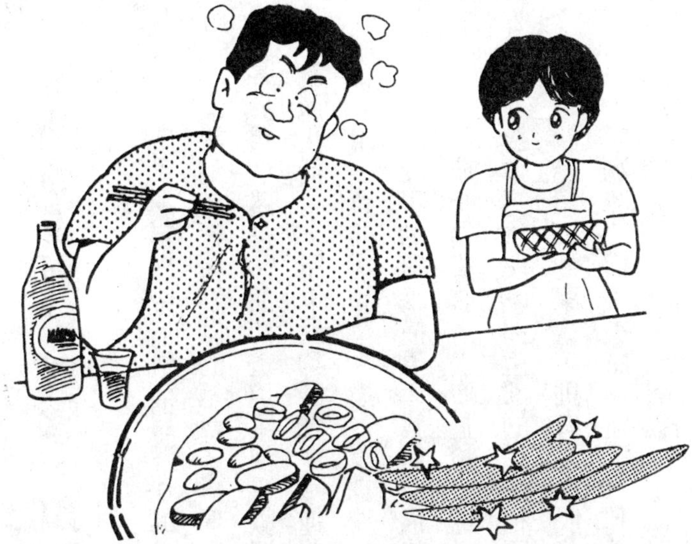

在打棒球或橄欖球的時候食用小黃瓜，可以防止皮膚乾燥。此外，也可以治療夏季感冒及止咳。

如果要去除心臟病、腎臟病的浮腫，使用剁碎乾燥的小黃瓜也不錯，但是，生食就可以了。

要消除暑氣，可以將小黃瓜擦碎成小黃瓜泥，厚厚地塗抹在腳底心。

能夠消除腳的倦怠，而輕鬆入眠。

折成兩段摩擦腳底，也具有同樣的效果。小黃瓜的確是非常珍貴的夏季蔬菜。

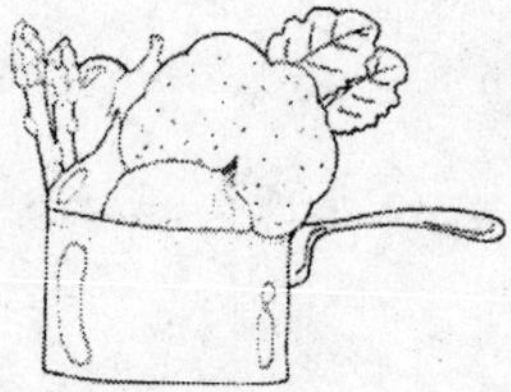

番茄炒蛋强化血管、預防癡呆

在幸運料理中，最簡單明快的就是番茄炒蛋。

說到年輕人喜歡的是西式料理，以前認為藉此能夠擁有財富和女人，基於這個迷信，而使這道菜深受歡迎。搭配動、植物完美食品的菜單，能夠產生活力，所以能夠實現這兩種夢想。

這道菜非常簡單，適合單身貴族。

關於蛋的營養價值，我們都很瞭解，但番茄又如何呢？

番茄能夠清血、去除脂肪，是以肉食為主的人不可或缺的菜。

這個想法與歐洲南部的想法相同。

關於漢方的藥效，則有治療肝病、動脈硬化、高血壓、異常肥胖、貧血、手腳冰冷症、美膚、宿醉、利尿、促消化、健胃整腸等效果。但是，吃太多生番茄，肚子會發冷。

將番茄切丁之後，再加入適量的蛋汁，用大量的油炒軟。

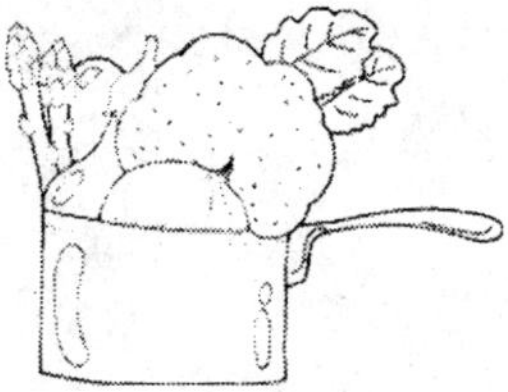

如果成熟度夠，就能夠炒成金黃色的番茄炒蛋。

能夠有效地強化血管、預防癡呆及臥病在床。因此，不光是年輕人，全家人都應該一起食用這道菜。

薊菜料理可以強化視力

薊菜在漢方中也深獲好評。薊菜搭配小魚、海帶，用柴魚片高湯煮出美味的下酒菜。

具有利尿、健胃整腸、治療肩膀酸痛、頸部僵硬及預防神經痛等作用，是天然的健康食品，請多加利用。

將豬頭皮切碎之後，和薊菜一起煮，則是為強精的美味料理。也可以使用豬耳朵代替。不論何種薊菜都適合食用。

使用根的專門處方在此暫且不提。可以按照個人喜歡的吃法，並且能夠治療便秘。

用小花剪剪下莖，去除刺。葉子也可以一起食用，吃起來和一般蔬菜

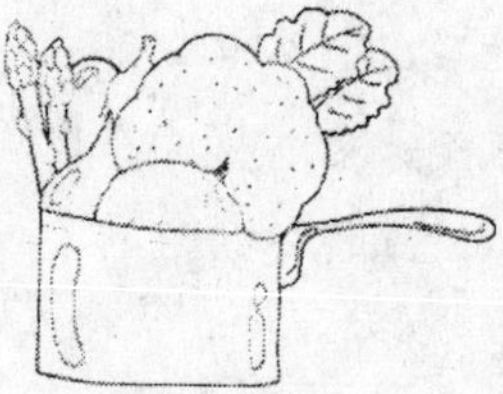

味道相同。

浸泡在水中半天，就能夠去除澀液。也可以和油炸甘薯片一起煮。

如果只吃地上部而留下根，過一年又會開花了。

薊菜生命力極強，具有強精作用。外用方面可以治療腫包。有些愛好者相信它能抑制體內惡性腫瘤的生長。

幾乎一整年都能吃到的便利藥草，也是高級的山菜料理。

外用法可以將葉的青汁塗抹在腫包上。耳朵痛時，可以將青汁滴入耳中治療。要治療肺炎，可以將生的根碾碎，與麵粉混合，貼於腳底當成急救措施。

常食用者不會得痔瘡，能增強視力，是受人歡迎的茶食。

山蒜泡菜增強精力、去除手腳冰冷症

山蒜是告訴我們早春來臨的韓國泡菜，也是耐寒性的強精食。

拔起山蒜全草，利用泡菜就可以做出來。

水洗很麻煩，為了去除澀液，最好用盆子浸泡，放在水龍頭下沖洗一晚，就能輕易去除污垢。

有的人會將其浸泡在石灰水中再醃漬，但是，如果採用清水沖洗的方式，就可以省略這一道工夫。白色小小的球根與野薤類似的綠葉全都可以吃。

能將土的精華移入體內。不適合做成燙青菜，較適合做成韓國泡菜。

能增強精力、去除手腳冰冷症，同時具有比藥物更好的安眠作用。山蒜泡菜當成下酒菜來食用，能治好陽痿，對於女性的血路暢通也有療效。如果放入海帶芽湯中，更能夠加深味道與藥效。

蒜和蔥同屬於百合科植物，初夏盛開的白紫色小花，令人賞心悅目。

也可以沾味噌直接食用。嫩葉撒入味噌湯中，會讓人有春天到來的感覺。

如果要大量保存，只有做成泡菜。醃漬菜具有補血、清血的效用。

具有超群的整腸健胃能力，使身體狀況良好。

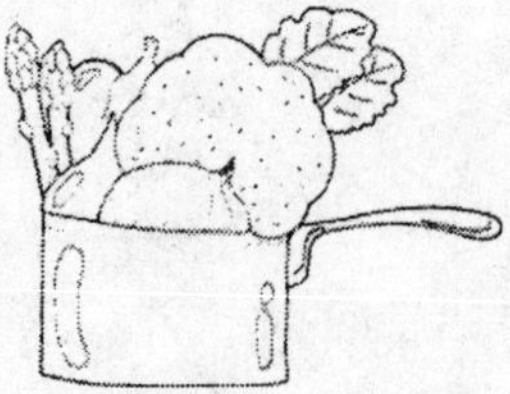

蒲公英煮田螺排出浮腫

尿積存在體內，無法排出而浮腫時，可以使用蒲公英煮田螺，所以春天食用較好。兩者加入酒和醬油一起煮，或者是做成沙拉。加入貝類的風情，能增進食慾，並且去除頑固惡質的浮腫。

水腫的女性與其使用減肥藥來減肥，還不如使用這道菜更有效。是美味的美容法，而且沒有副作用。排尿不順暢時，可以將新鮮的材料擦碎之後，貼於臍下三寸。這時尿就會像瀑布一樣一洩千里，身體會輕鬆不少。

外用使用蒲公英來的根，而食用則使用全草。如果想當成沙拉經常食用，最好使用葉子。根剁碎之後會有苦味，所以不用勉強吃。拌芝麻做成燙青菜也是同樣的。如果是慢性浮腫，外用與內服併用，就能迅速復原。

蒲公英與田螺併用，的確能迅速治癒浮腫。經常吃田螺能夠強化肝臟與腎臟、治療便秘。

蒲公英可以治療盲腸炎或黃疸型肝炎，還有眼睛及喉嚨的問題。但

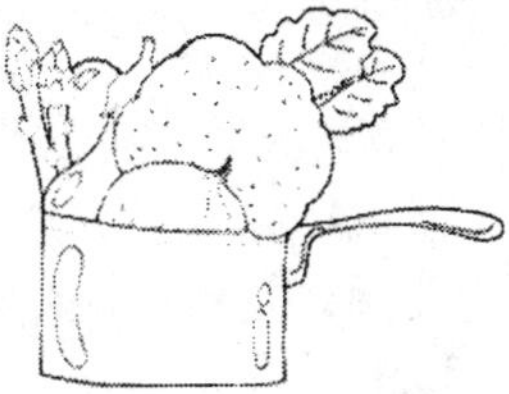

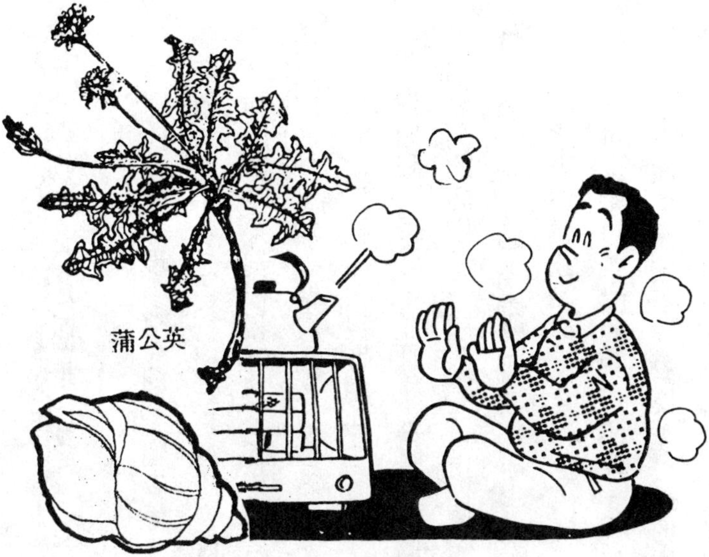

是，一般人很少食用。

如果要煎煮服用，則採摘全草，去除污垢後乾燥，放在太陽底下曬乾保存。可以沖茶喝，當成健胃茶。兩者混合食用可以使母乳分泌順暢。此外，蒲公英配合劑能夠抑制惡性的乳腺炎，是與女性的乳房關係密切的藥草。根部用芝麻油炸非常好吃。

不僅只有上述的方法，可以多加研究蒲公英和田螺的料理，藉此去除浮腫，使自己變得更苗條。

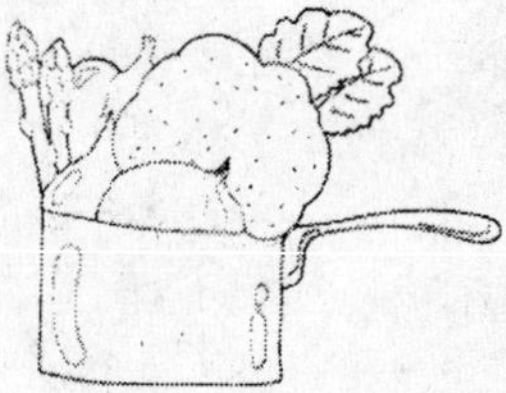

枸杞炒筍是肝臟妙藥

對於容易出現眼睛疲勞、腦疲勞、腰疲勞三種疲勞現象的人，最有效的特效食物，就是「枸杞炒筍」。也就是炒枸杞的嫩葉及嫩筍。

利用當令菜枸杞和嫩筍，就可以治療三病。再加上肉以及剁碎的薑，用芝麻油炒，加入紹興酒和醬油調味。口味清淡，可以吃很多。

它能增進視力、促進腦功能。

對於眼睛很好，並且能去除精神鬱悶，幫助房事。因此，這兩種材料得到極高的評價。一起烹調非常方便，味道也十分搭配。比較麻煩的就是嫩筍必須先煮過，去除澀液。小嫩筍對半縱切煮過，泡在冷水中三十分鐘，就能去除澀液。

也可以使用新鮮的竹筍薄片。枸杞是生命力非常強的植物，整枝折下，取下嫩葉後枝不要丟掉，可以種植在庭園中。果實和根都是藥用材料。可以使用普通的竹筍，但是，嫩筍的味道比較濃。枸杞葉炒竹筍是肝臟的妙藥，能夠將沖到頭上的血液降到下腹部，有助於房事。也可以搭配牛肉。

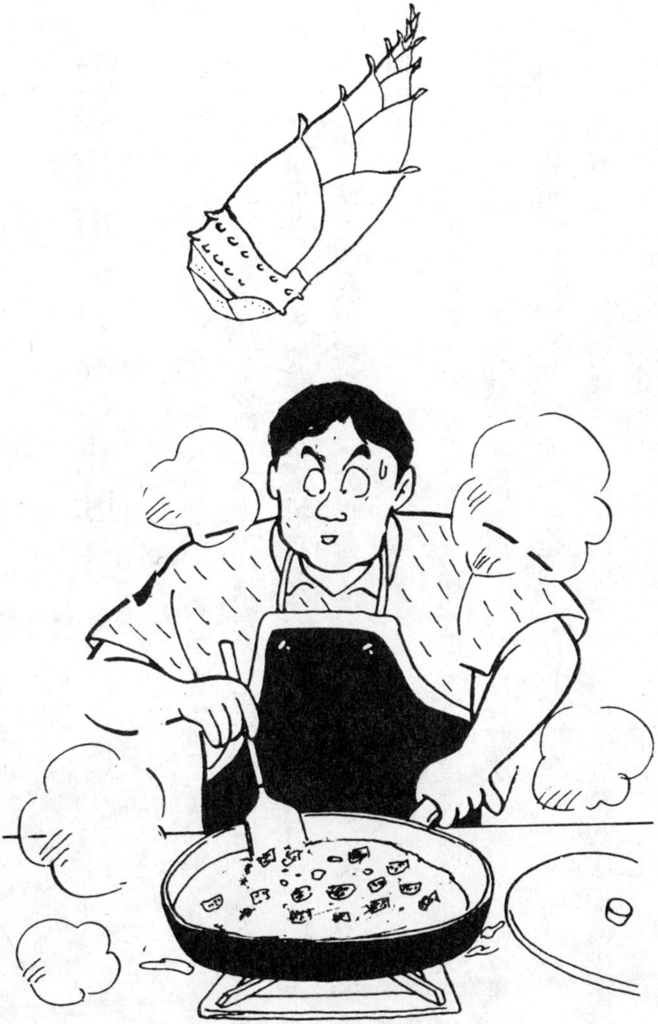

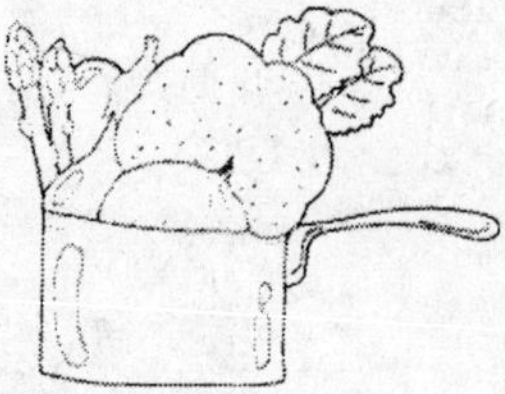

醃鹹梅治療打嗝、止吐

漢方的醃鹹梅能增進各種的趣味。最普遍的就是燻烏梅，此外，還有各種不同的梅子製品。以梅花為國花的國家，當然會使用大量的梅子。

醃鹹梅廣泛的效能是可以治療打嗝、噯氣，並且具有止吐的效用。除了傳統的醃鹹梅之外，如果有漢方醃鹹梅，就可以使味覺上的不舒服感完全消失。

這是用醃鹹梅加上甘草製成的，所以能夠大幅度消除強烈的酸味，更能提升藥效。即使不喜歡吃酸梅的孩子，也會喜歡吃。具有保健效果。

能夠預防口腔腫包，消除體內毒素，健胃整腸。

具有足夠的天然甜味，因此，可以使飲用清涼飲料的次物減少，同時也能夠發揮枸櫞酸循環的效果。

能使小孩變得愛吃蔬菜，並使腦功能正常化。

經常食用能強健骨骼、健胃、健肝，且能夠抑制癌症。

以肉食為主的地方，早就具備這方面的常識。

製作步驟是去除青梅的澀液，用鹽醃漬，利用太陽曬乾之後，然後再加入甘草片交互醃漬。漢方上藥甘草的甜味能夠引出鹹梅的酸味，能預防百病。

糖青梅使孩子的體質自然改善

在梅子結實的季節，可以製作「糖青梅」。也就是利用砂糖醃漬青梅。

與先前的鹹梅類似，以前各家庭都會做一些。

在都市比較罕見，但是，不論是誰都可以輕易地製作。少年經常嚼糖青梅或是當成飲料來使用，在餐桌上的蔬菜要求度會提高，頭腦和性格非常好，成為成熟的社會人。

現在大部分的孩子，甚至成人都不喜歡酸味，這樣容易得胃癌，可以藉著甜的醃梅來彌補。

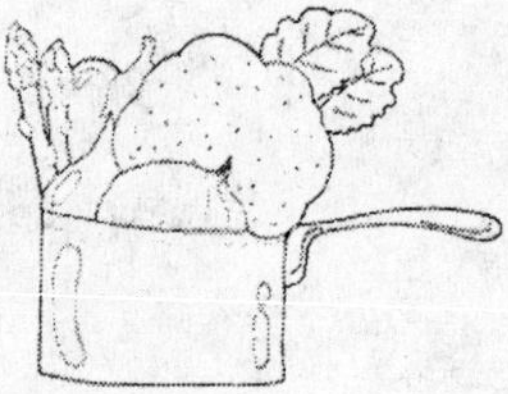

將青梅用水浸泡一晚，去除澀液和灰塵。瀝乾水分，和甘草片一起醃漬在砂糖中。如果有果糖更好。一公斤使用二十公克的甘草片，甜味完全不同。對於不喜歡吃醋漬菜的人而言，也可以輕易接受。能夠改變體質及身體狀況。

能夠調整胃腸、預防中暑及消毒。一整年都可以食用。

金髓煎能強化肝臟遠離衰老

明朝中國醫聖李時珍所說的「金髓煎」，可說是平常吃的果醬的先驅。

也就是枸杞醬。因此可以當成枸杞迷的參考。

強壯強精、遠離衰老，就算老年也能精力旺盛，也就是特別強調它是一種羽化登仙的理想食品。能強化肝臟，使視野清晰。

使用泡酒的枸杞子，將果實做成果醬。與做草莓醬的方法相同，殘留種子的顆粒，但是味道更濃厚。可以搭配黑砂糖。

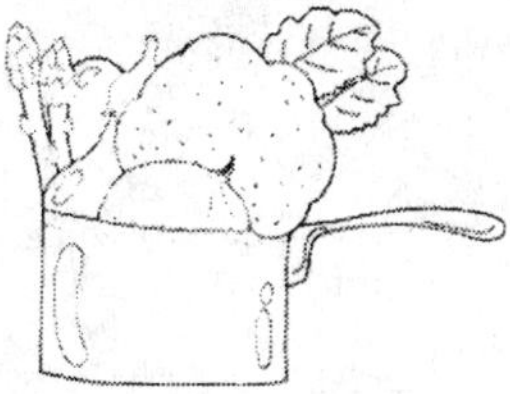

早晚舀一湯匙來吃。和普通果醬的吃法相同，例如，塗抹在麵包上吃。

歐美人對枸杞醬最早的期待，就是能夠藉著果膠預防難治疾病，防止老化。只要能夠吃到枸杞吐司麵包，就會覺得安心。每天會吃進大量的枸杞成分。

親手做就不用擔心添加劑的問題了。

全家都可以一起享用。例如愛喝枸杞酒的人，可以將枸杞撈出來，做成枸杞醬。

在生果的時期採摘，就可以製作枸杞醬。

在漢方中，枸杞是不可或缺的材料，可以按照個人喜好來選擇。也許你會成為枸杞迷哦！它能去除百病，增強精氣。

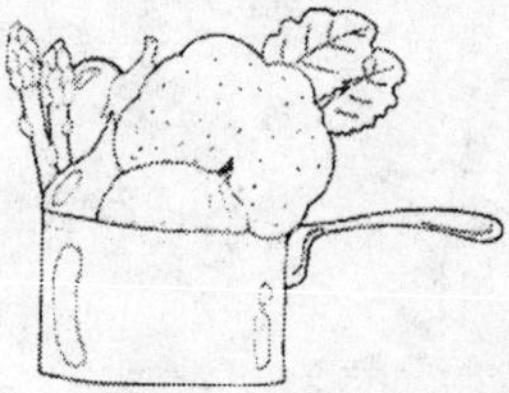

泡漬苦瓜防止懶散，調整腸胃

「泡漬苦瓜」可以防止夏日懶散症，保健強壯。

苦瓜要選擇顆粒突出，顏色較深的苦瓜。剖成四瓣，去籽。横放在廣口瓶中，加入黑砂糖，交互重疊。

上面撒上鹽，倒入燒酒，用重石壓一個晚上。

第二天拿掉重石，蓋上蓋子即可。

在梅雨期醃漬，夏天就可以吃了。醃漬途中，表面會起泡，這時可以加入黑砂糖。這就是泡漬苦瓜。

去除強烈的青臭味，微苦的味道和黑砂糖的味道相當調和。最適合當成啤酒的下酒菜，也可以搭配茶食或麥飯。夏季從事戶外活動時帶去野餐，可以消除疲勞及止渴。

討厭甜味的人也會很高興地享用。分量則是苦瓜和黑砂糖等量，鹽大約兩成左右，燒酒為材料的五分之一。

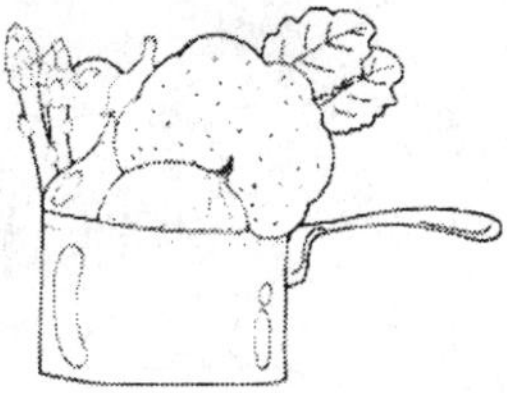

在暑期可以去除身心所有的問題，尤其能發揮消除疲勞、調整腸胃的作用。

不光是夏季，可以長期保存。如果想要奢侈一點，可以加入鬱金薄片一起醃漬。能產生食慾，使妳成為光鮮亮麗的美人。

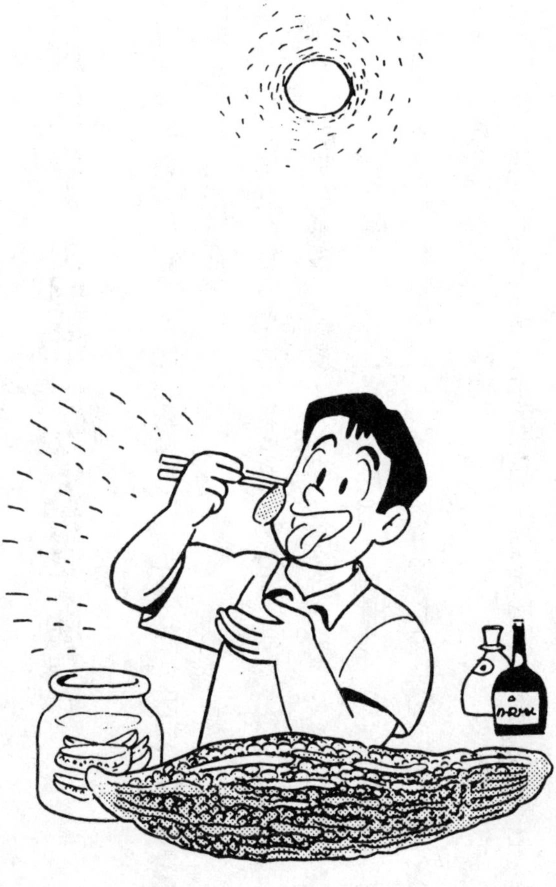

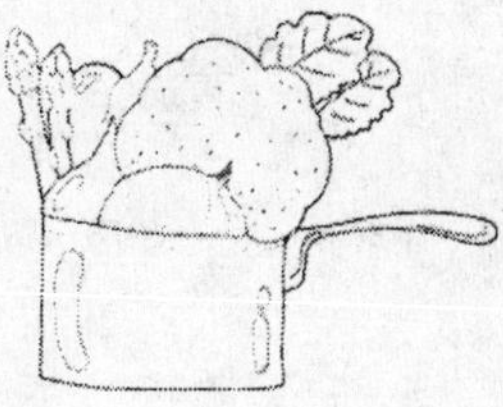

絲瓜料理使男人更强壯，女人更美麗

中國料理能夠與民族體質搭配，巧妙地同化在一起。因此，許多家庭料理都能成為很棒的強精食。

武道家經常使用的「絲瓜料理」就是其中之一。

絲瓜削皮，斜切成較厚的厚度，再加入事先煮過的三片豬肉，用豬油炒。炒到汁滲出來之後，再加入柴魚片與味噌一起拌炒，即可盛盤。非常好吃，而大量的煮汁具有獨特的風味。中國東北部也有這種農民料理，但是會用枸杞子代替柴魚片。

此外，也有將絲瓜醃漬在味噌中的習慣，要吃的時候從罐中取出，去除味噌，切片之後，和豬肉一起炒來吃。

豬油加熱之後加入蒜及紅辣椒爆香，再和味噌一起混合，成為美味的調味料。按照個人的喜好，製作成不同的絲瓜料理。男性食用後可以消除疲勞、增強精力，而女性可以將其當成美容食。絲瓜美顏水非常著名，食

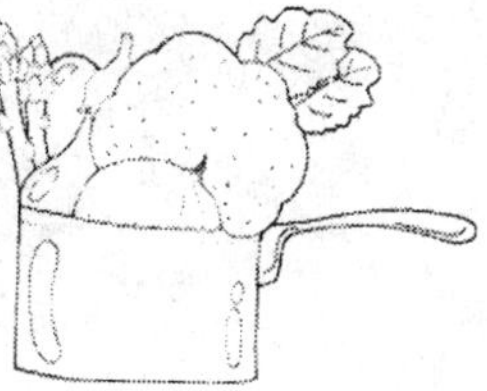

用也非常有效。

能夠整腸健胃。良質豬肉是藥食的最佳材料，是精力的泉源。有人說肉食是諸惡根源，根本就是謊言。以不同的調理方式，可以使其成為不老的強精藥物。事先煮過，去除澀液與油脂之後再使用。

三果仙治療頭重及眼睛疲勞

「三果仙」就是用油炒花生、銀杏及蒜。

能治療頭重，尤其是眼睛容易疲勞的「神經耗損型」，或是輕微運動之後就立刻呼吸困難的「呼吸急迫型」，能夠藉此得到改善，也能治療感冒。

在煎鍋中多倒點芝麻油或是花生油，加熱之後用大火炒以上三種材料。炒到蒜變成金黃色之後，加入雞湯蓋過材料。

湯中放入大量剁碎的香菜或是西洋芹，然後再放入太白粉及鹽混合，煮滾之後即可。

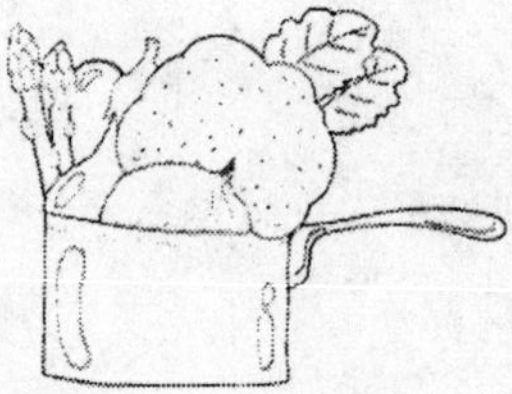

放入深碗中，用湯匙吃，立刻就能出現保溫及提升精力的效用。是高級而清淡的一道菜。能夠去除暑熱，同時保護身體免於海上的濕冷，一點也不費事。

當然也能創造攻擊力及持久力。

愛吃辣的人可以在炒的時候加入紅辣椒，也適合寒冷的時期來食用。是一道能夠增強黏膜、放鬆神經，使呼吸系統輕鬆的強精料理。

涼拌馬齒莧是女性的藥草

用馬齒莧涼拌花生豆腐，使豆腐中加入爽脆的口感，非常好吃。具有強烈的保肝及利尿作用，同時也是女性血路的藥用食。肉厚的葉子味道更好。

在臺灣將其當成女性藥草，例如，可以用青汁來治療子宮不正常出血或性器發癢、子宮癌、陰道癌等。塗抹或飲用皆可。

而在中國大陸則主要用來止下痢，當成內服藥。

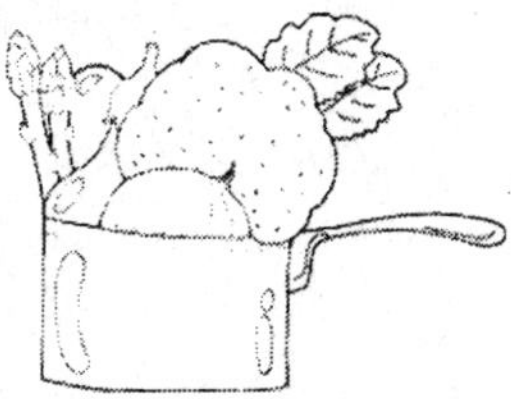

一般效用是解毒、消炎、利尿作用。被蚊蟲叮咬、被蛇咬傷、被蜜蜂螫傷或者是治療面皰、痔瘡及雀斑等都可以使用。

將生葉搗碎、塗抹。如果一併飲用青汁，能更快痊癒。也可以去除疣。

以前是先讓馬咀嚼之後，再當成塗抹藥來使用，因此，被稱為馬齒莧。此外，粗糙葉子的感覺，也讓人聯想到馬齒。

它是極品的下酒菜，不用擔心宿醉的問題。也可以做成沙拉，略燙之後再調理。園藝品種則有不同的花及顏色。

野生的馬齒莧喜歡日照，耐乾燥。

冬瓜豬排骨肉是病後的復原食

秋天成熟如成人頭部般大的冬瓜，將種子和果皮曬乾，當成漢方來使用。具有溫和的效用，能去除體內邪熱、治療腫包及利尿。

日常保健可以食用果肉。配合豬排骨肉，具有強壯效果。

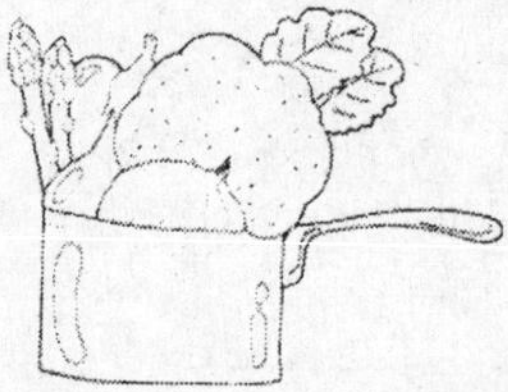

排骨肉煮過，撈除澀液以後，再加入海帶、冬瓜、胡蘿蔔、蕈類，用鹽、醬油、酒調味煮成湯。

此料理都是容易買到的材料。味道會滲入冬瓜中，吃起來非常入味。可以用大鍋煮出味道來。

可以當成病後的復原食以及高齡者的健康食。

冬瓜切成適當大小，放入湯中，煮出味道來。搭配豬肉一起煮，更能引出冬瓜的美味，成為強壯用的菜單，適合全家人食用。

烏塌菜保護呼吸器官及預防腦神經疾病

寒冷的時候，頭腦與身體都需要大量的胡蘿蔔素與鈣質的供給。這是為了防範呼吸器官或神經疾病的本能慾求。

在考試的時期為了避免罹患感冒等，使用烏塌菜汁最適合。豐富的維他命A能夠去除眼睛疲勞。將原料塌菜打成汁，就能大量攝取。

在寒冷的時期上市。利用搾汁機搾來喝，再加入幾片薄荷葉，更能引

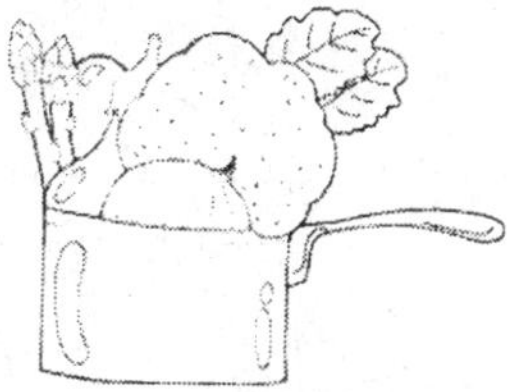

出味道和效果。

在地中海沿岸，薄荷被視為是「神經之友」，而回教世界則將其視為「戀愛與成功的使者」，深受喜愛。雖然加入純中國風的香菜也不錯，不過一般而言，薄荷比較討喜。

把主要材料的埸菜和香料薄荷當成簡便的漢方藥來服用，當天就有效果，能夠使身心放鬆。

埸菜汁對於感冒等病毒具有防護網的作用。即使是討厭胡蘿蔔的孩子也能接受。混入橘子汁容易飲用，也更能提升效果。

花生豆腐防止癡呆及高血壓

用花生做成的「花生豆腐」是最佳的健腦、保溫、強壯強精食。在攪拌器普及的現代，家庭中就能輕易地製造出來，全家人一起享用美好的滋味。

花生能夠潤肺、止咳，因此也適合牙齒較弱的老人當成保健食。能防

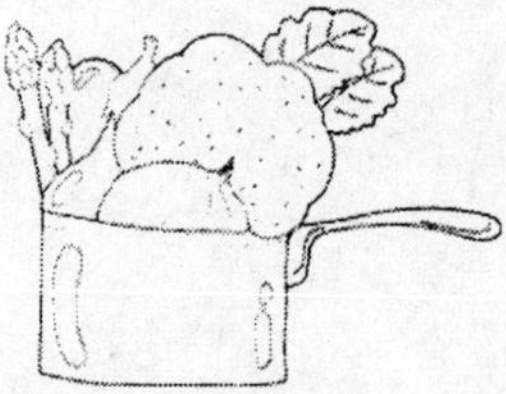

止癡呆，年輕夫妻也可以藉此得到子嗣。

購買新鮮的花生，浸泡在滾水中，去除皮，放入攪拌器中攪拌。這時加入用煎鍋炒過的花生，就能夠引出獨特的香氣。

接著混入半量的地瓜粉，用火熬煮三十分鐘，移入容器中冷藏。沾蕨菜醬油或高湯一起吃。愛吃甜食的人則可以搭配黑蜜。這種親手做的東西，不必擔心添加劑的問題，可以大量攝取，是很好的下酒菜，而且吃花生能使精力絕倫。

是不需要擔心糖尿病或高血壓問題的高蛋白質食品。很多女性知道花生能使乳房豐滿、母乳分泌順暢。對男性而言，也能提高精液的生產性。

一定要使用新鮮的花生，否則效果不穩定。

黑豆生薑湯對感冒及宿醉有特效

想要根治經常出現的感冒，如果沒有發高燒，則可以使用黑豆生薑飲。黑豆用黑砂糖煮過，也可以搭配甘蔗汁。

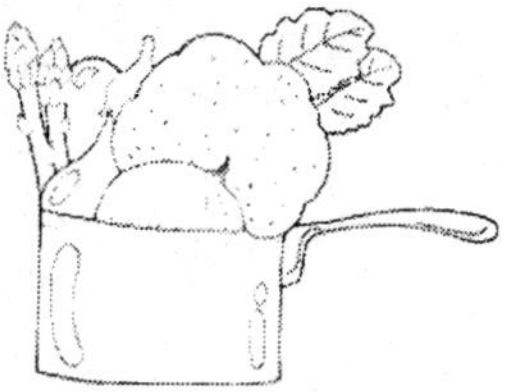

熬煮到如蜜一般的煮汁，再加入老薑一起煮。不只對於初期症狀，甚至能治好重感冒。

分量則是如嬰兒拳頭般大的老薑煮成薑湯，再加入十倍的黑豆煮汁，趁熱混合攪拌飲用，非常好喝。

這是治療宿醉的特效藥，使用起來非常方便，但是，如果很想吐的時候，則不能使用。能夠迅速消除身體其他的不快症狀。

黑豆的消毒作用與滋養力，再加上黑砂糖補給能量，與薑的健胃、發汗相輔相成的作用，就能排出大量的尿與汗。如果是要治療宿醉，則喝了之後泡個澡，就能迅速復原。

如果是感冒就不要泡澡，只要擦汗就可以了。好好睡一覺，第二天就沒事了。

曾經有人只是輕度感冒，卻為了慎重其事而到醫院接受檢查，結果太過於疲累，反而感染了其他的病菌而死亡。所以使用這個方法就能安心，只要一次就能治癒感冒。

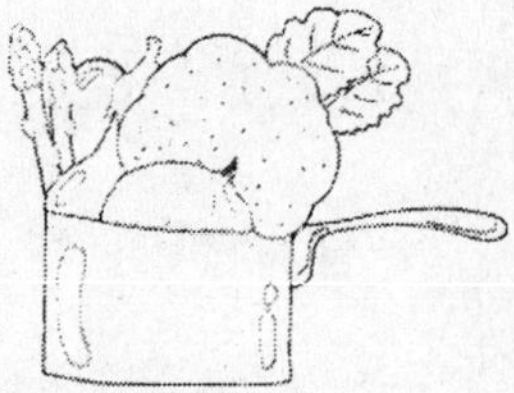

山藥泥讓你安心渡過冬天

在寒冷時期，容易出現身體的不適症狀。男女相同，所有的活動力都會遲鈍。高齡者不知道該如何渡過冬天。這時最簡便的漢方食就是「山藥泥」。可以藉著布丁的口感來享受美好滋味。

將山藥擦碎成泥狀，擺在冒著騰騰熱氣的大鍋中，不用鍋蓋。太白粉加入果糖，豬油用水調溶，倒入鍋中。

靜靜地淋上去，熱了之後用湯匙吃。這就是山藥製的現做白餡，能夠去除寒冷，燃燒性慾。

在使用漢方藥之前先食用漢方食。藉著純粹的太白粉和果糖，使身體溫熱。

豬油要選擇味道和香氣極佳的新鮮肥豬肉，再切成適當的大小，用炒菜鍋炒。

肥肉炒成金黃色之後關火，將豬油倒入容器中，自然凝固成白色。金

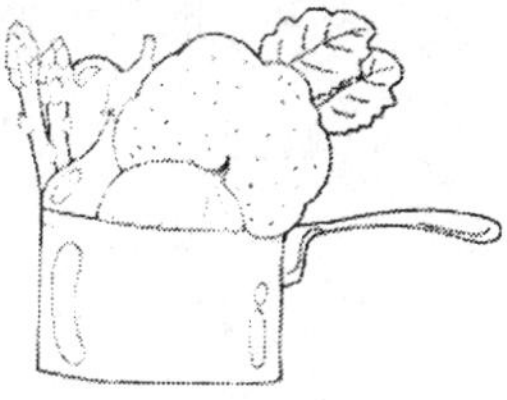

黃色的豬油渣撒上鹽，當成「山藥泥」的配菜，非常好吃。

偶爾吃吃豬油，也算是一種良藥。不明成分的植物油，反而更令人害怕。藉此能使冬天的夜晚過得更快樂，而且與感冒絕緣。

豪華泡菜增強食慾，幫助房事

「豪華泡菜」是用當令季節的海產品和蔬菜做成的強精醃漬菜。對於房事較多的人，或是連日應酬的人而言，能增添百倍的勇氣。

這是以前北韓家庭中的家常菜。將白菜浸泡在濃鹽水中，擱置一晚。第二天取出白菜，圍繞在壺的內側，有空間的地方則放入海參、甜蝦、章魚、墨魚、牡蠣及切片的鮑魚。

再加上白蘿蔔、黃菊花、胡蘿蔔、梨子、辣椒、荷蘭芹、紅棗、松子、枸杞子、蔥、栗子、蒜、薑、橘皮、柿子皮、蘋果等切成適當大小。再加入魚醬及韓國辣醬調味，周圍用白菜裹住，上面再撒上鹽和辣椒粉。

壓上重石、蓋上蓋子，擺在家中最寒冷的地方，擱置一週，味道更

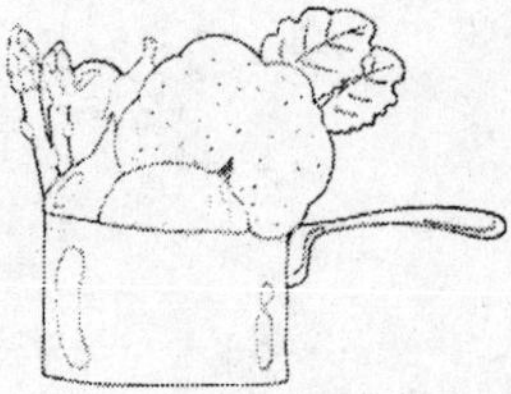

好。不使用菜刀處理的則是牡蠣和蝦、菊花、松子、枸杞子。在壺中就可以進行作業。

這些海產品和蔬菜全都是強壯、強精食品，渾然成為一體，具有驚人的效果。能增進食慾、幫助性生活。要選擇新鮮的素材，用白菜包住。此外，既然辛苦做成這道菜，當然也要講究食鹽的品質。

甘薯煎菜餅具强力整腸作用

要消除疲勞、增強體力，就需要使用「甘薯煎菜餅」。含有維他命、礦物質、胡蘿蔔素，以及消除疲勞素的成分，即使現在最流行的纖維食也無出其右者。

甘薯用攪拌器攪碎烤過。當成病後的復原食，兒童、運動員皆可以食用，也當成下酒菜。

用豬肉或柴魚片熬成的濃湯煮甘薯磨成的粉末，再加入切碎的魚板。煎鍋中多放一些豬油，加熱之後才能產生香氣和味道。

將韮菜放入鍋中，加入甘薯粉末，兩面煎。也可以用蔥代替韮菜，具有香氣。簡單但非常好吃，運用自如。

甘薯煎菜餅能夠溫熱足腰，具有強力的整腸力，因此深受女性的喜愛，是美容食。如果覺得豬油太油膩，可以使用花生油或是芝麻油混合，也適合搭配橄欖油。

甘薯主要成分是醣類，與人工甘味料不同，所以不用擔心吃了以後會發胖。如果當成兒童的點心，只要吃具有秋天味覺的甘薯餅，就能健全的成長，頭腦聰明。

像烤蕃薯或烤芋頭連皮吃，不會有胃灼熱的現象。這是值得重新評估其價值的食品。

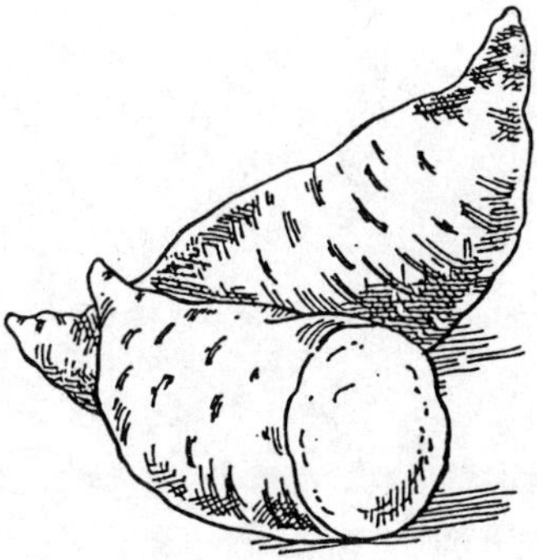

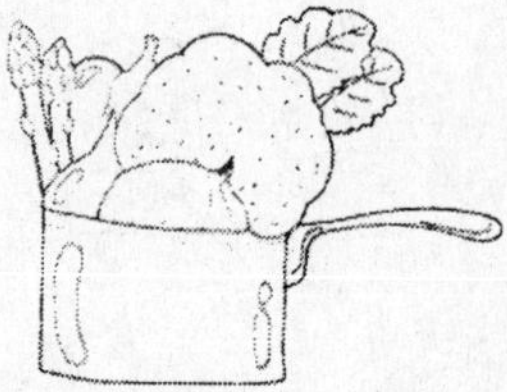

芋泥防止胃灼熱及胃脹

芋頭上市的季節，一定要品嘗一下能夠強壯強精的「芋泥」。

除了芋頭之外，也可以使用芋頭莖。

芋頭和五花肉一起煮，充分混合，放入木耳及芋頭莖，做成內用的泥佛。食用之後也可以當成胃藥。

芋頭莖切成兩公分的長度，浸泡去除澀液，再用豬油拌炒。

木耳煮熟，加入紅色的魚板一起煮，也可以使用大量的芋頭莖。

芋頭莖具有強精作用，可以當成人與家畜的漢方食。

即使牙齒較弱的人也能夠輕鬆食用，因此，對於重視高齡者的國家而言，這是不可或缺的料理。

不要捨棄芋頭黏滑的部分，這個黏多糖具有強精效果，如果要勉強去除食物的特性，那就毫無意義了。不論是黑木耳或白木耳都可以。

芋頭和豬肉都具有強健長壽的作用，能夠防止胃灼熱及胃脹。

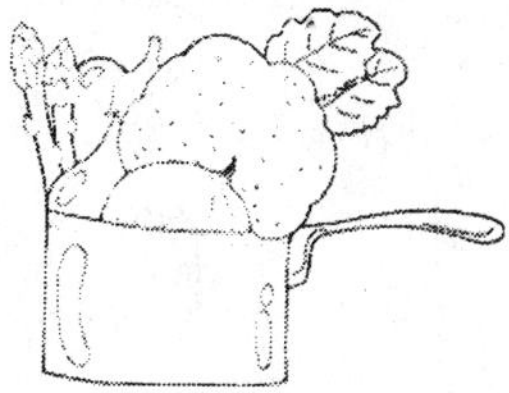

調味料只要使用大量的良質鹽即可。在上市的季節時，可以將芋頭莖乾燥保存，隨時都可以做出「泥佛」。使用芋頭來做最好。

木須肉具有止血、美肌效果

木耳具有強壯強精、整腸、美肌、止血等各種用途，當成催情食品則是「木須肉」。

步驟簡單，味道普通，適合單身者。只要一道菜就能增添餐桌上的美味。

豬腎、洋蔥、蛋一起炒。為了避免木耳的黏質遭到破壞，用水浸泡還原的木耳，在調理的最後階段再加入。

用鹽、醬油、胡椒、芝麻油及紹興酒調味。

當成喝酒或用餐的副菜。與洋蔥搭配時，能夠發揮木耳最大的效用。這是古人流傳下來的智慧性吃法，味道相當好。

除了強精效果之外，還具有消除酒毒的作用。

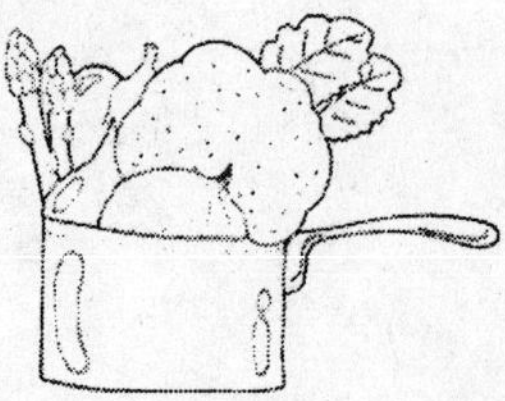

可以當成日常食品。漢方以木耳的黑與白，以及寄生植物的種類來區分效能。當成催情食品時，只要使用手邊有的木耳就可以了。

將被歐美當成性慾誘發劑的洋蔥、「腎」的補強食品豬腎，和完美食品的蛋完全融合在一起，就能夠擁有精力充沛的夜晚。

不會使血壓紊亂，同時不用擔心膽固醇的問題。

大家都知道木耳和豬腎，但是卻不知道其使用法。

豬腎要用水洗淨之後，才可以使用。木耳與乾香菇的處理方式相同，和洋蔥一起吃。

能夠供應身體內外的膠原蛋白。對女性的美容或體質都有好處。如此一來，就不需要化妝品、減肥藥、便秘藥或春藥了。

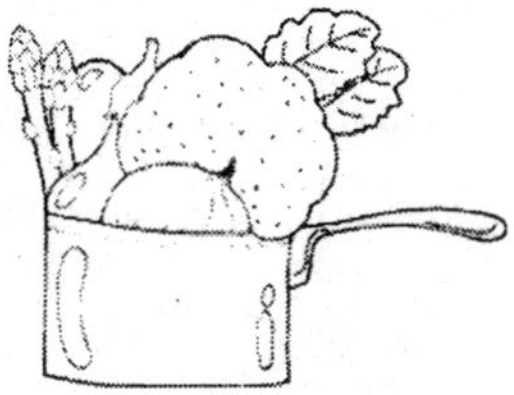

金合歡花是俄羅斯人的强精秘食

白俄羅斯人會將金合歡花醃漬在金合歡花蜜中，當成強精的秘寶。金合歡花用油炸、涼拌、花茶、花凍、醋漬菜等，做成「金合歡料理」。花蜜具有芳香及甘味。與醋巧妙融合在一起，可以當成下酒菜。

白俄羅斯人似乎陶醉在金合歡花的催情效果中。

也可以將大量的金合歡花浸泡在花蜜中保存。

使用進口的金合歡花蜜來醃漬。加入大量的花，或是花直接沾花蜜來吃。

當成甘味料擺在紅茶中，也別有一番風味。有刺激尿道、使子宮興奮及鎮靜腦神經的作用。對於精神鬱悶及失眠也有效。

與其當成保存用的食品，不如使用新鮮的花來做料理。可以從新鮮的花蜜當中引出特異的效能，防止性生活的窠臼化。

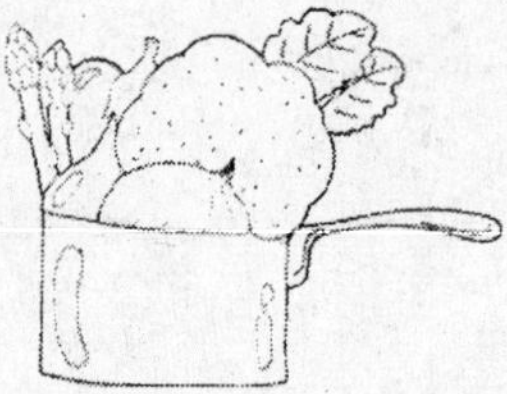

田七解決下半身的煩惱

田七現在非常流行。

在昔日，甚至認為田七比高麗人蔘還珍貴。價格便宜，受人歡迎，有點淡淡的苦味，可以引出肉湯的味道。

田七是止血及心肌梗塞的特效藥。在此介紹的「田七食譜」，是參考中醫意見想出的食譜。

事先處理好一隻雞，加入田七薄片十公克，以及去籽的龍眼肉、紅棗各十粒。雞用滾水先燙過，然後將以上的材料一起放入鍋中，加入冷水煮半日。等到剩下一百八十度的湯時，加入鹽調味即可。湯和肉一起食用。這是兩人份的材料。

對於強精、催情、產後恢復體力、治療失眠、性神經衰弱、出血性痔瘡、腳力衰弱等都有卓效。主要使用的部位是根部，但全株都可以活用。

身體狀況良好時偶爾食用，可以保持青春、強化心臟。

生藥的田七比石頭還硬，所以要到藥局去購買。想煮出美味的湯，最好使用田七薄片或是粉末。

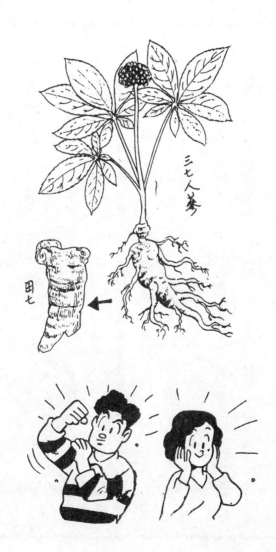

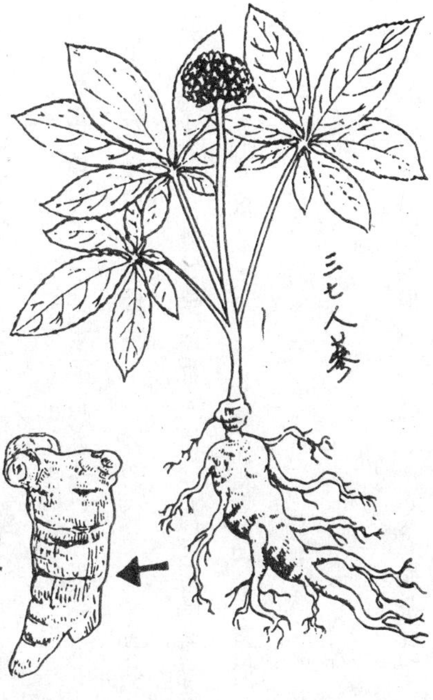

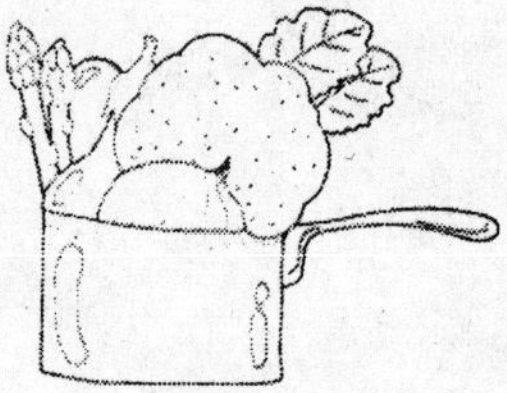

十秒內抑制氣喘的愛犬姿勢體操

能夠預防不安神經症與氣喘發作的「失眠體操」，以愛犬姿勢為基本。只要藉著簡單的十秒鐘動作，就能安然入眠。能夠熟睡，並消除不穩定的精神狀態，而且可以去除氣喘時呼吸急促的現象。

雖然要採取犬坐的姿勢，但是因為骨骼不同，所以人可以盤腿坐。保持前傾姿勢，雙手著地，脊背後仰，抬頭望天，下顎用力上抬。

給予後脖頸的肌肉與胸肌、脊背強大的力量，自然後仰。和想睡覺時閉上眼睛的動作相反，瞪大眼睛看著天花板。把燈關掉，在黑暗中進行更有效。

採用腹式呼吸，想像黑暗的天花板中出現裸體美女，或是利用念力看到自己喜愛的食物。

不要一直去想快點睡著或是讓精神安定等等。以後脖頸為主，將愉快的緊張感傳達到腦。腦可能會出現輕微貧血的現象，大約十秒鐘左右，再翻過身來躺在床上，進入夢的世界。

當然也可以想像其他自己最感興趣的東西，這就是這個體操的重點。光是模仿動作是沒有用的，因為人類的精神領域非常複雜，如果不描繪一些情景，恐怕就意味著情緒低落，很難治好疾病了。

此即情緒方面的腦動脈硬化現象。

擺在前方的手距離身體太遠時，脊背無法後仰。但是擺得太近，效果較弱。

大約四個拳頭的距離就夠了。在兩手之間有兩個拳頭的距離。

盤腿坐的兩膝與床緊密貼合，稍微抬起是不得已的，但是，絕對不能將膝直立。

盤腿坐的姿勢稍微有一些變化，能使效用更多。腳會有一種好像散步後的疲勞舒適感，這也是誘發睡眠的原因之一。

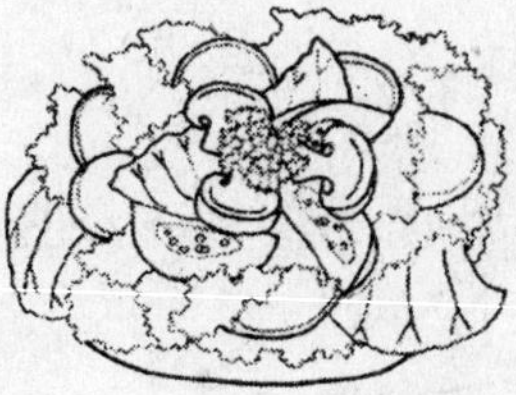

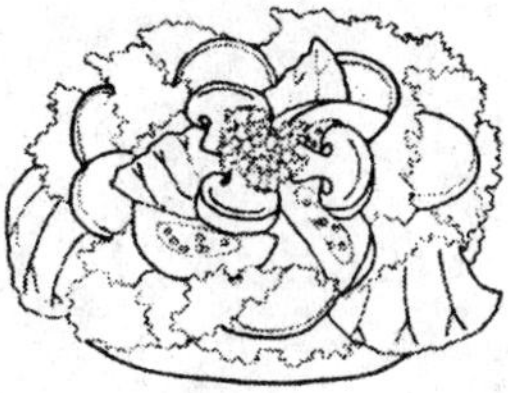

第7章

各種味覺的海鮮食譜

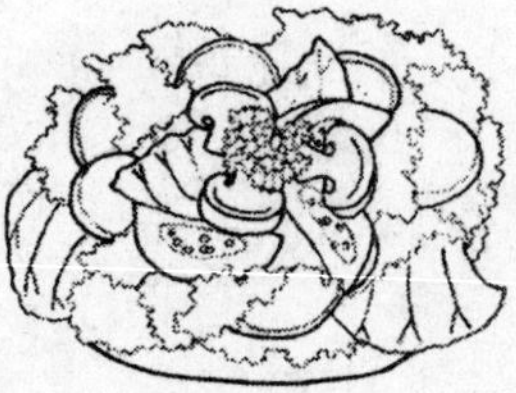

黃耆鯰魚湯增強體力

使用鯰魚的強精料理就是「黃耆鯰魚湯」。具有增強體力、淨血、調整腸胃的強大效力。以前被當成是活力供給源。

五月是白肉魚肥美的季節。將整條活鯰魚放入鍋中，加入黃耆和高麗人蔘各二十公克，加水蓋滿整個魚身，用大火煮。

緊緊壓住蓋子，等到魚靜止不動之後，加入酒和醬油，用小火熬煮一小時。倒入米酒，注意不要煮焦了。

撒上胡椒之後，即可食用。鯰魚的黏液和鰻魚、泥鰍同樣都是黏多糖蛋白質，具有強精作用，味道非常棒。

黃耆與北耆是相同的東西，只是名稱不同而已。

黃耆加上高麗人蔘具有非常好的效果，能夠去除深部疲勞。此外，也可以搭配牛蒡絲和長蔥的藥味。

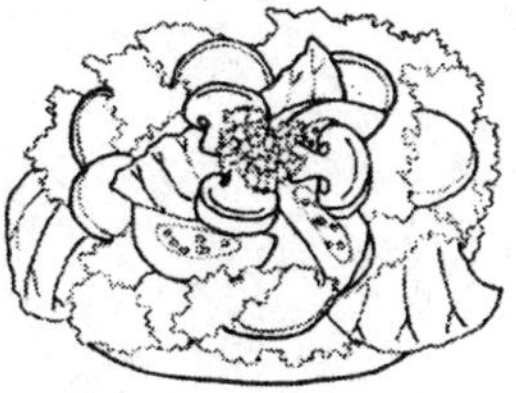

說到鯰魚湯，我想大家應該非常熟悉吧！鯰魚具有探測地震的神秘能力，能夠提高人類的精力。

不論是油炸、生魚片或蒲燒鯰魚，任何調理方法都很好吃。一旦吃過之後，就會深深著迷。利用漢方煮一整條魚，能提高受孕能力。

鯉魚生血鍋能預防百病，喚回青春

想要一口氣地恢復消耗的精力，就必須要利用「充精炖」。適合當成野外料理。

在附有蓋子的大型馬克杯中，將生藥擦碎放入，加入一把糯米粉，再將一條鯉魚分量的新鮮血液倒入混合。在裝水的大鍋中央擺進馬克杯，用鍋子煮鯉魚和雞塊，可以用鹽及酒、醬油調味，也就是以雙重鍋的方式來煮。不要忘記蓋上兩者的蓋子。

在煮肉類的同時，馬克杯裡的東西也煮熟了。用杓子撈起裡面的東西，放入鍋的肉湯中，涮一下立刻撈起食用。湯和肉都可以吃。非常好

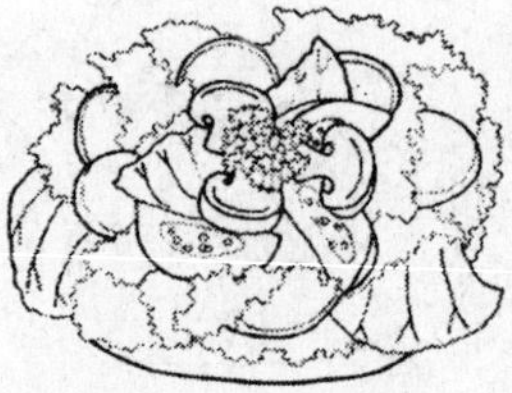

吃，絕對不會有喝生血的嘔心感覺。

如果到野外露營，釣到鯉魚時，就可以採用這種做法。山藥則到蔬果店購買即可，都具有強精效果。重點是要使用活的鯉魚。

鯉魚和鰤魚是預防百病、回春不可或缺的材料。到市場去也可以買到活的鯉魚。

花生鰤魚提高生殖能力

用油炸春天產卵前的鰤魚，擺在盤中，再倒入紹興酒蓋滿，浸泡一晚。第二天和花生一起煮，撒上胡椒粉，即可食用。

這就是能夠提高生殖能力的簡單藥膳「花生鰤魚」。

能提升受孕能力、增加精液，美肌、減肥等也是主要效能。具有利尿及淨血作用。

我國自古以來，就將鰤魚當成強精食品，而花生也有很多效用。

紹興酒可以加強藥效和味道。產卵前的鰤魚就好像新娘一樣，具有優

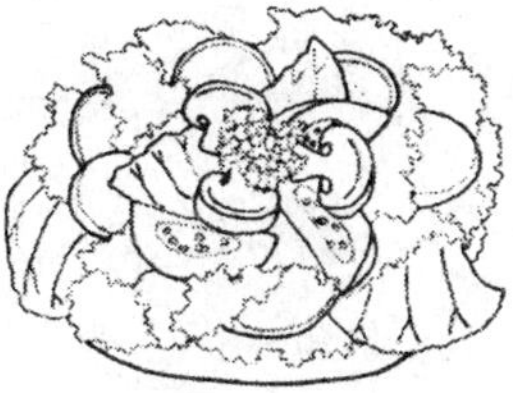

美的容貌，味道也最棒，充滿荷爾蒙。

煮的秘訣是要留下大量的汁。湯就算涼了之後也非常好喝。加入陳皮、茴香等許多生藥的紹興酒和川魚，是良好的搭配。將花生和鰤魚頭骨、小骨一起煮軟，牙齒不好的人也能輕鬆進食。

花生鰤魚也是很好的催情食品。此外，還有其他許多鰤魚的民間療法。

鰻魚漢堡能使頭腦聰明

提到強精食品，在熱帶亞洲及法國經常食用的就是鰻魚。能夠去除四肢冰冷及腰痛，充實生殖機能。具有美容效果，深受女性喜愛。

在此介紹用葡萄酒煮的「鰻魚漢堡」，味道與外觀與以往的傳統烹調方式完全不同。

鰻魚的做法一般分為沾佐料來烤或是不沾佐料乾烤這兩種。

鰻魚漢堡則別具風格，能夠強壯強精、恢復視力，同時可以改善虛弱

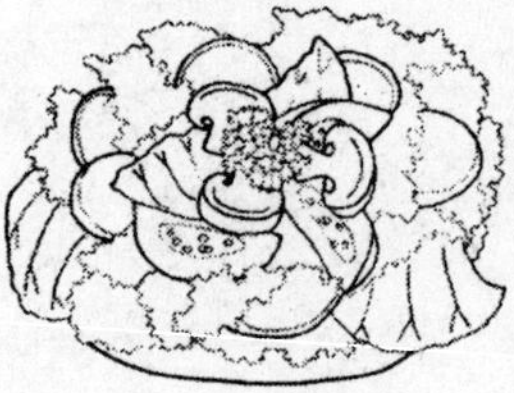

的體質，堪稱最高級的食物療法。味道非常自然，是美味的強精食品。
在家中就能輕易地製造出。只要一條鰻魚、兩顆雞蛋混合即可。移到容器中，加入剁碎的洋蔥和鹽、胡椒、酒、太白粉、豬絞肉混合，揑成漢堡的形狀後，下鍋煎煮。
營養效果超群的整條鰻魚，是可食率達到百分之百的食譜。連珍貴的骨、頭部、內臟都能完全吸收。
去除特有的味道或氣味，當然非常浪費。但是，對於不喜歡這些氣味的孩子來說，就能高興地大量攝取。
它能夠提供鈣質，使頭腦聰明。治療容易疲勞的體質，使肌膚具有光澤。
具有提升性能力的效用，男女皆宜。

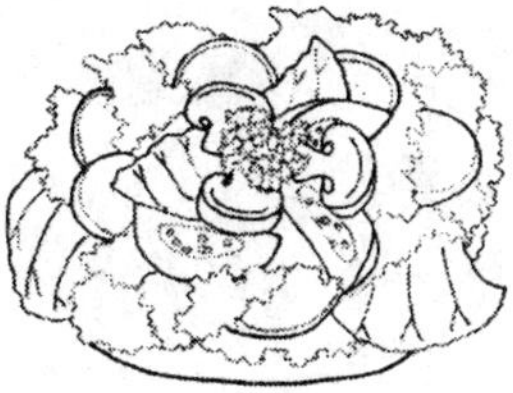

蔘麥甲魚可以迅速治好重感冒

能夠溫熱身體的冬季鱉料理「蔘麥甲魚」，能夠治療成人感冒、強精、強化心臟，為藥用食品。

一條甲魚切塊、一把炒過的銀杏，以及麥門冬五公克、黨參十公克為主要材料。如果有低血壓，則可以使用高麗人蔘。

如果已經退燒，但其他的感冒症狀尚未好轉時，則再加入蠔油、酒、太白粉、醬油、植物油一起烹調。

麥門冬和黨參要用水浸泡一晚，使用時加入一茶匙的太白粉，以及適量的其他調味料混合，全部倒入用多量的油炸好的甲魚上一起煮。

深碗中鋪上炒過的銀杏，再放入煮好的甲魚，即可食用。

這道料理本來不是使用銀杏，而是使用甲魚卵。雖然能治好感冒，卻會使情慾上升，也可能會使血壓上升。

銀杏擁有植物與動物的能源，能夠安全確實發揮效果。麥門冬和黨參

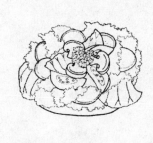

能使呼吸系統順暢，調整氣力與體力，是美味的食品。

蠔柏魚辣麻醬是搭配葡萄酒的耐寒食品

牡蠣是前列腺的民間特效藥，為強精食品。同樣是生吃，可以採用「蠔柏魚辣麻醬」也不錯。

在中國北方的沿海料理則是使用牡蠣與牛舌魚。

牛舌魚煮味噌是漁夫的強精食品。加入等量切細的牡蠣，以及大量炒過的芝麻和辣味噌。

然後再加入剁碎的薑末、蒜末、蔥花。用筷子撥散煮好的魚塊，沾芝麻醬油或山葵醬油食用。入口即化的美味，是能使身體溫熱的料理，也是催情食品，具備所有性的能量，提供鋅。

要選擇新鮮的材料。牛舌魚去頭和皮，連骨頭都要剁碎。通常是連骨一起吃，才能夠達到耐寒保溫、強壯強精的效果。和牡蠣一起並稱為冬天的熱量源。牡蠣切細，與牛舌魚充分混合，做成芝麻口味。再加入豬絞

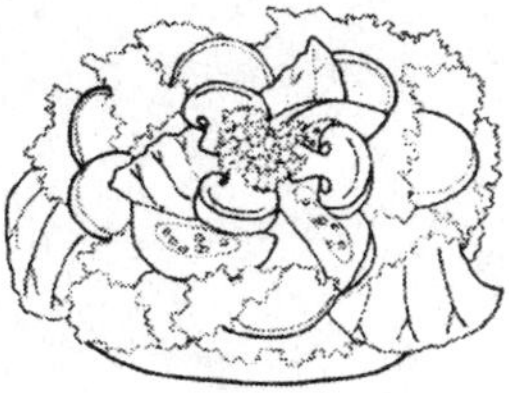

肉，調拌之後用油炸。

炸好的魚肉丸子可以搭配番茄醬或鹽。新鮮的魚肉可以直接食用，而剩下的則可以炸成魚肉丸子，享受二度美食之樂。牡蠣和牛舌魚的相合性極佳，即使是美食通的法國人，也非常喜歡這道美食。

因為能夠提供鈣質，最適合當成考生的消夜。

大口喝著葡萄酒，不擅吃辣的人最好少放點辣味噌。能夠調整因為前列腺肥大而衰弱的體調，彌補缺乏的鋅。

糖醋蛤蠣使虛弱兒童變得更強壯

是一般的家常菜。蛤蠣可以當成催情食品，也是氨基酸的寶庫。

用一個鍋子就能做出糖醋蛤蠣，適合新婚或是單身的人。

大型蛤蠣煮到開口之後盛盤。將糖醋及醬油、芝麻油混合之後，大量撒在蛤蠣上。再撒上薑絲即可食用。

煮汁不要倒掉，再加入鹽、青蔥，可以喝到藥味濃厚的湯。

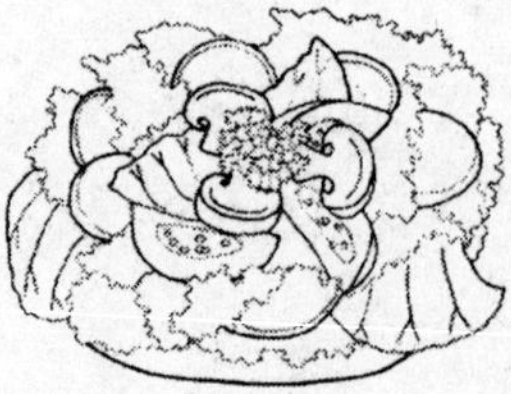

以上兩道菜，能使酒宴、性宴的內容更濃厚。早上不會殘留疲勞及宿醉感。

能強化肝臟與心臟、製造精子、催情，含有調整膽固醇的牛磺酸，以及胡蘿蔔素的精華。

臺灣人喜歡煮蜆，而大陸南方的人則較鍾情於蛤蠣。

現在已經很少人利用能夠整尾吃的魚，因此，連內臟也可以食用的貝類食品，顯得更珍貴。

對於習慣西式飲食的虛弱兒，可以使用剁碎的荷蘭芹代替薑。

這道菜柔軟且非常甜美，一點也不麻煩，只要讓蛤蠣吐沙就可以了。

按照蛤蠣開口的順序，立刻從湯中取出，就不用擔心會煮過久了。

可能是以醋為主體的淋汁增加食慾吧！因此能使胃口大開。也可以搭配檸檬或萊姆果汁。

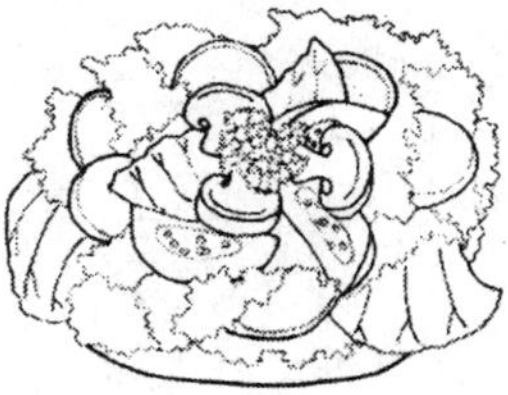

乾牡蠣料理具有增精作用

性能量鋅以海中的牡蠣含量較多。能夠增加精子、使前列腺正常化、促進荷爾蒙的分泌、強化肝臟、穩定血壓。幾乎負責了所有不老回春的任務。

在牡蠣盛產的季節，可以盡量食用。但是，不是一整年都可以吃得到，因此，可以參考中國的乾牡蠣料理。

將乾牡蠣用水浸泡還原，配合高麗人蔘一起拍打，塞在牡蠣殼中，蒸過後食用。想吃的時候隨時都可以吃得到，調理方法非常簡單。而且能夠攝取到鋅。

在牡蠣便宜的時候大量購買，用濃食鹽滾水煮熟，放在太陽下曬乾變硬。大型的岩牡蠣殼最適合。

高麗人蔘先泡過之後，較容易剁碎。

用此料理當成下酒菜，秋日長夜一定會更加快樂。

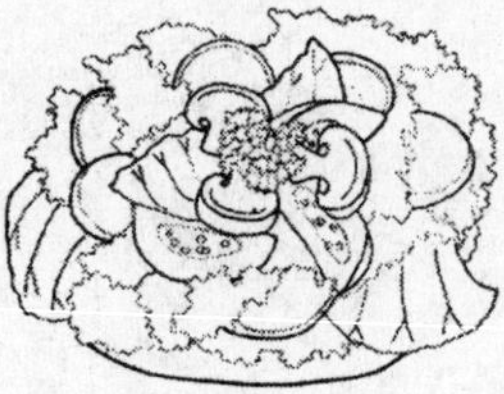

炸渡蟹能夠補充鈣質

在暑熱時期，能夠補充夏日懶散症而失去的鈣質，就是「炸渡蟹」。炸渡蟹時要將每一根蟹腳切下來，分別油炸，即可食用。生的渡蟹處理過之後，沾麵粉放入椰子油中炸。炸成金黃色之後取出，用酸漿醬醃漬，然後沾椰子粉再炸即可。吃起來非常爽脆。

如果覺得淋上花生椰子奶太甜，可以使用芥末醬油。此料理，也可以當成骨骼疏鬆者的補給食品。

人一旦缺乏鈣質，頭腦和精力減弱，就會生病。食用獨特的炸渡蟹，再加上啤酒、燒酒，就能夠抵擋夏日懶散症。

混入辣醬的番茄醬也適合當成沾醬，這樣連不喜歡蝦蟹的人也會食用。此外，有一道越南菜則是使用同樣的調理方法來處理食用田雞。都是熱帶的菜單，能增添食慾，值得參考。

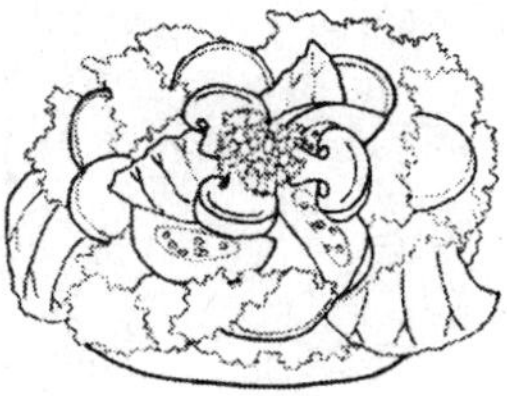

三仙火鍋能保護胃及肝臟

「三仙火鍋」是海的強精料理。到離島上或海邊露營時，就可以使用。主要材料是小鮑魚、煙袋鍋貝、蝦子這三種海鮮，以及豬肉和米粉。鍋中鋪上海帶，用海水煮以上的材料。

也可以加入大量的鬱金粉末或咖哩粉，能夠消除體內的邪熱，產生食慾。

煙袋鍋貝不像貝類，反而像草履蟲化石。大量附著在岩石上，非常好吃，甘味濃厚。

用起子挖取。硬殼附近都是石灰質的刺，不用在意，放入鍋中可以成為天然的石灰鈣補給源。能夠長時間維持腦神經的安定。

煮熟之後用筷子挖出貝肉。肉非常多，有奇怪的形狀和豐富的催情成分。而小鮑魚與蝦則能助長其效果，產生元氣。加入米粉就可以當成餐點使用，非常方便。

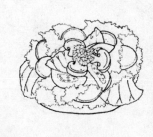

撒上鬱金之後，湯立刻就變成黃色，充滿著南方的開放感，增添情慾。能夠保護胃與肝臟，防止宿醉和暈船。

鳳爪海參羹對風濕有效

能夠去除風濕與頭痛，並且使男性強精、女性擁有通暢血路的，就是「鳳爪海參羹」。

煮雞爪和乾海參，就醫療上的效能而言，的確是珍品。將肥鳳爪的最前端切下，用大量的芝麻油稍微炸一下，再與用水浸泡還原的海參及雞湯一起熬煮。使用罐頭海參也很方便。調味料是酒、蠔油及味噌。

在高級的中式料理店中也有這道菜。具有膠質的鳳爪以及豐富的口感、味道的海參融入口中，彌漫著一種性興奮感。

這個料理可以治療偏頭痛，不用擔心血壓的問題，也是一種強精食品。如果吃了春藥或強精食品之後，枕部會發麻的人，食用這道菜就沒問題了。

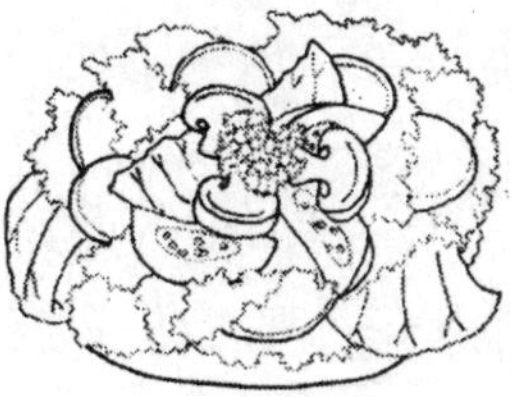

干貝蝦腐具有健腦、強精效果

不會使血壓升高，並且能提高強精效果的食品，就是蝦子和干貝。兩者搭配的食譜非常理想。

製作方法非常簡單，而且能夠享受高級湯頭的樂趣，是安全無害的家庭春藥。

新鮮小蝦五〇〇公克用水洗淨，加上三個蛋白，徹底調拌。產生黏性之後即可，不需要太白粉。

如果選擇已經煮好並捏成圓形的蝦球，就可以省去剝蝦殼的時間。

三個乾干貝用滾水浸泡還原，用指尖剝散。在泡干貝的滾水中放入蝦球。用鹽、酒、醬油調成淡味，撒上鴨兒芹等香氣較強的季節性蔬菜即可。

它具有健腦效果。

乾干貝能穩定血壓，具有強壯、提味的作用。重點在於蝦球湯。這是

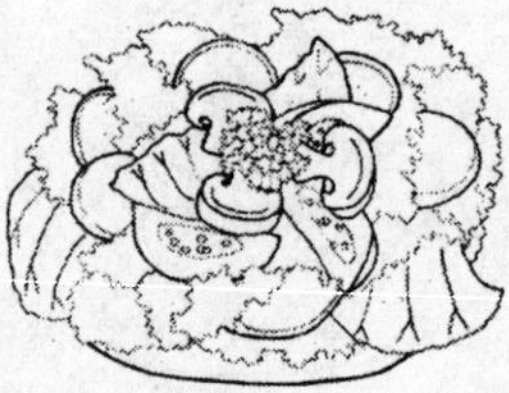

兩人份的材料。

不論男女老幼，都可以藉著這道湯品得到健康。沒有什麼特別需要注意的地方，但是，使用浸泡干貝的湯，最好冷卻之後再放入蝦球。

如果過度熱衷於市售的強精劑，可能會使血壓上升。但是使用這道材料，就可以安心了。

炒魷魚捲向蕁麻疹說拜拜

魷魚是很有元氣的乾貨，烤來吃也不錯，在民間大量應用。例如，一旦吃了魚類或貝類中毒而出現蕁麻疹時，就可以喝乾魷魚的煮汁。

在沿海地區如果食用海鮮類而中毒時，也會採用同樣的處方。此外，榴槤吃得過多時，也可以飲用其煎汁，就能立刻痊癒。

在東南亞地區，只要有賣榴槤的地方，就一定會出現賣炒魷魚捲的攤販。

浸泡還原的蔬菜和魷魚一起炒，作用與煎汁相同。

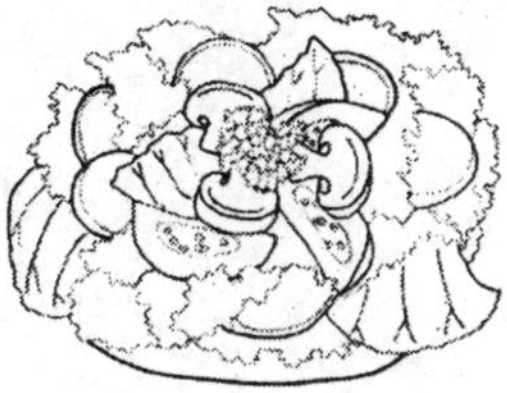

在山珍海味的結婚宴會上，讓新郎、新娘吃上一盤，就可以避免初夜的蕁麻疹造成新婚之夜的遺憾。同時也是強精食品。事實上，這是精力泉源的濃縮食品。

浸泡在水中一晚，再和切成適當大小的竹筍、青椒、西洋芹、青菜一起炒，用太白粉水勾芡。可以大量攝取到小油菜等綠色蔬菜。同時也可以用酒、醬油、芝麻油調味。

容易產生蕁麻疹的人偶爾食用，不僅能預防，同時能使身體健康，讓肌膚從內而外強健。尤其是容易暈車的人，只要嚼魷魚乾就能防止暈車。

烤過之後再嚼，適合長途旅行坐飛機的人，也可以當成下酒菜。

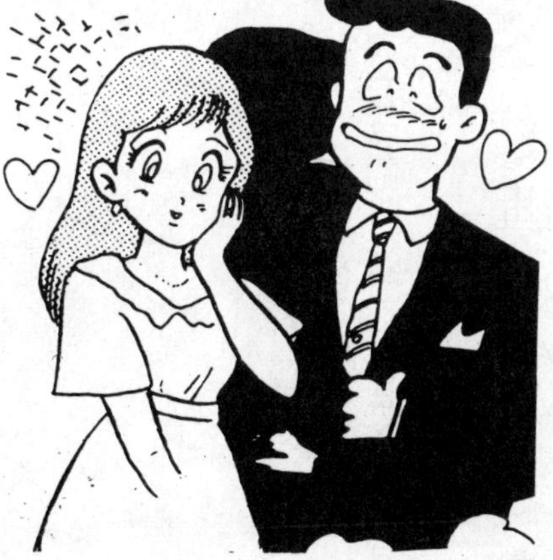

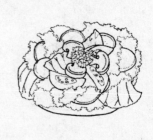

海帶柴魚片漬能消除疲勞

漁夫的海上食品「海帶柴魚片」，富有吉祥的意義，而且含有保存性和消除疲勞的功效，屬於健康食品。

柴魚片是元氣的精華，是最好的保健食品。用海帶包起，以味噌醃漬，非常好吃，具有各種的應用法。

如果手邊有柴魚片，就可以試試這道醃漬菜。

在海帶裡夾著紅辣椒或青辣椒，味道更棒。包好之後只要放入味噌罐中醃漬即可，味噌也會變得更好吃。

海帶用水沖洗，兩面用手摩擦，去除污垢，比較容易捲。瀝乾水分，柴魚片捲好幾層之後，放入味噌中醃漬。

在海上日照強烈，一定要補充鹽分才行。

但是，如果你認為只要喝海水就夠了，那麼，你的想法未免太單純了。漁夫喝了海水之後反而會更疲累，所以不會去飲用。

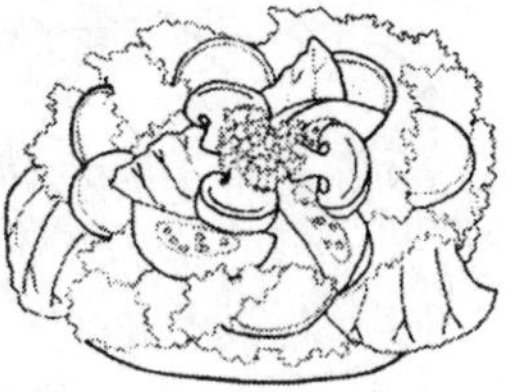

用刀切開特製的醃漬菜，可以配飯或是下酒。傳統食品中所含的良質鹽分，能消除疲勞。

可以搭配蒟蒻、乳酪或是燒酒。豬腳、海帶、柴魚片的味噌湯是美味食品。放入大量蔬菜，就可以抵擋夏日的暑熱。

川芎魚丸是健胃強精食的精華

「川芎魚丸」是中式口味的魚丸湯。

鯖魚或沙丁魚連骨一起剁碎，再加入鵪鶉蛋、蒜、薑，用麵粉調拌，捏成魚丸狀。以味噌及鹽調味，再用芝麻油炸。

在海帶高湯中放入一人份三公克的川芎，煮三十分鐘後撈出材料。湯用酒及醬油調味，再將炸好的魚丸放入湯中，撒上長蔥即可食用。

只要簡單的步驟就能成為一道強精料理。

能夠祛除腦受涼及下半身燥熱的症狀，最適合用來消暑。

川芎在中藥店都買得到。鯖魚或沙丁魚都是美味食品，但是不能攝取

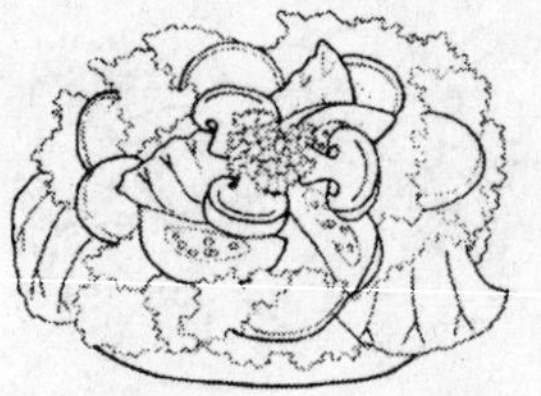

過多。利用川芎就能完全消除其腥臭味。

中式魚丸湯是適合大量消化的調理法。相信連不喜歡鯖魚的人都會喜歡這道菜。不論男女老幼都能提高體調。

可以使用大量的鵪鶉蛋，鵪鶉蛋中含有強精物質。只要用手指用力拉蛋的一端，就能使蛋黃流出。

五人份可以使用二十顆。

這時川芎使用十公克。將海帶放入水中，煮成高湯之後，海帶及川芎可以用酒和醬油再煮一次。這就是中式的海帶湯。這是去除胃腸邪熱的藥膳，可以當成酒與飲食之友，能夠鎮靜腦神經。

烤海鞘是美味的強精食品

強精食品「海鞘」在海產當中，不論是味覺或效用都獨樹一格，堪稱海中榴槤。可以說是海中的春藥。

但還是有人沒辦法吃。我建議這些人可以使用「烤海鞘」的吃法。

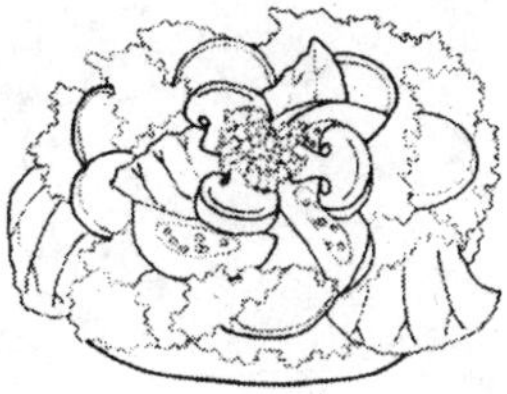

從殼中取出內容物，用水清洗污垢，切成四瓣，用大火烤。可以搭配醋醬油。絕妙的香氣四處飄散，讓人忍不住大塊朵頤。

有精力減退的傾向或是夏日懶散症，食用之後可立刻獲得改善。此外，配菜可以使用烤海帶芽、烤茄子等。初次品嘗的人會覺得口味就像平常的貝類一樣，而愛好者會強調海鞘獨特的味道。總之，秘訣就是用大火略烤。

海鞘不論吃法，首先要講究的就是鮮度。雖然小顆，但是味道濃厚，肉質口感極佳。

雖然和南洋的榴槤一樣具有獨特的味道，但是還是應該品嘗一下。

海蜇干貝能夠整腸及降血壓

夏天最受人歡迎的涼拌菜之一「海蜇干貝」，是降壓強壯的家庭藥膳。

用湯煮海蜇與干貝，整腸作用超群，而且能夠穩定血壓。這是一般人

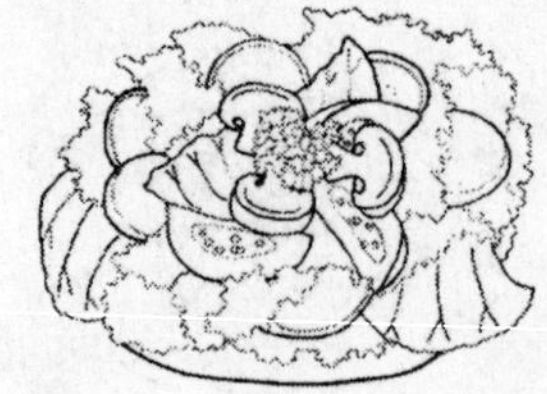

對於海蜇的見解，但是漢方卻認為它有直接的降壓效果，口感極佳。

干貝是降壓強壯食品，與乾海參不同，處理方式很簡便。

浸泡在水中一晚，用雞湯煮。冷卻之後，連湯一起盛入深碗中。再加上小黃瓜、火腿、蛋皮、紅薑、海帶芽一起吃。

蘸汁則是醋和醬油、四川辣椒醬、芝麻油。

最適合當成啤酒的下酒菜，味道很棒。

可以按照個人喜好，用皮蛋代替蛋，切成薄片鋪在上面。

某位藥學家認為，用稻草包住浸泡在馬尿中的皮蛋具有強精效果，味道極佳。

總之，身邊都有這些材料，就以做涼麵的感覺輕鬆製作。即使在減肥中也能安心食用。不但能減肥，也不會使身體衰弱。

干貝與海藻的相合性極佳，吃起來很美味，可以調整夏季的體質。

如果有自家漬的梅醋，一起食用是最佳的健康食品。

可以調整腸胃，而且不用擔心夏日中暑。

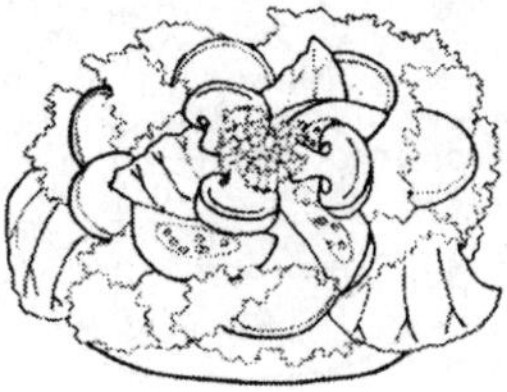

章魚趕走肝臟、子宮病魔

明朝李時珍認為「章魚」具有「養血益氣」的作用。直到現在，仍然將其當成是精力的泉源，以及抗癌的活性食品。

國人對於章魚的催情效果印象極強。曾經將章魚的萃取物當成是飛行員的疲勞消除劑。總之，章魚能夠產生元氣。

也許因此而讓人聯想到章魚具有抗癌作用吧！關於這方面的研究，目前已經進入臨床階段。

據說章魚對於肝癌及子宮頸癌特別有效。例如，用章魚、白毛藤、西草煮出來的湯，能夠當成子宮頸癌的輔助治療食品。事實上就有許多這樣的例子出現。

夏天可以用醋拌章魚小黃瓜來下酒。兩個人對飲的時候，就可以加上一道章魚料理。具有強壯強精成分的牛磺酸。如果想要以天然食材攝取到牛磺酸，則章魚和蛤蠣是最好的選擇。

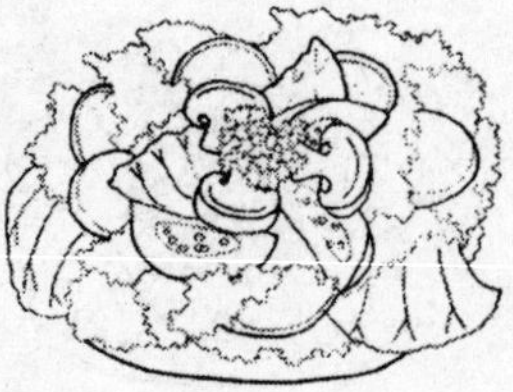

要選擇新鮮的章魚來調理，如果要當成強精食品，則可以將章魚切成薄片，沾蒜醬油來食用。

烤章魚也是很著名的一道菜。

有人說章魚會冷卻身體、污染血液、消化不良，這都是謊言。只不過是因為將其當成催情食品，所以故意說出這些禁忌的話語。

捕章魚的漁夫不會得癌症—這些傳說你應該也聽過吧！

柴魚強健食治療前列腺肥大或縱慾過度

五月的時候可以利用柴魚強健法。

新鮮的生魚片，是蛋白質的寶庫，尤其血和肉含有豐富的維他命A、B_1、D、E，以及治療貧血的鐵質和性能源鋅。能夠提供鋅的牡蠣在這個季節正好缺貨，就可以使用柴魚來彌補。

柴魚是治療前列腺肥大的天然妙藥。能夠使精液分泌順暢，此外含有維他命B_1，能防止腳氣。以前在軍隊中會食用麥飯及柴魚，因為害怕白米

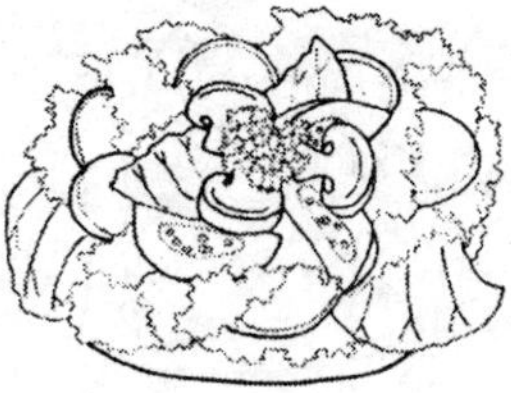

和西式的菜會造成維他命B_1缺乏，引發腳氣病，到時會使戰力降低，因此，改善成這種飲食內容。柴魚用鹽醃漬也不錯，可以保存並增進食慾。無添加劑的手工製品最好。

肝臟則是強精劑。有些漁夫將柴魚連骨的血和肉、肝臟中放入薑，用酒和醬油煮來吃。以前的人認為孕婦不可以吃柴魚，就是因為考慮到引起懷孕中的性慾。而做成柴魚片，則接近性荷爾蒙的精華，在頭腦使用過度或縱慾過度導致足腰無力時，可以使用這個民間秘法。

一條柴魚煮半天，在濃厚的煎液中加入少許味噌，再撒上蔥花，即可食用。只要飲用一個咖啡杯的量，就能去除頭痛與下半身的疲勞。

和普通味噌湯的比例相反，是以柴魚為主體。能夠湧現精氣，重新拾回對異性的興趣。也可以打個蛋一起煮。

也可以使用柴魚片，比較簡便。

總之，一定要享受柴魚強健食之樂。

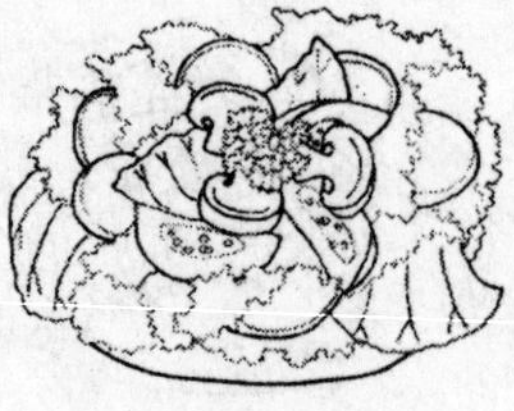

只要繞繞腳就能使腰痛消失的體操

腰倦怠、沉重疼痛的消除法就是「腰骨體操」。能夠去除硬塊，修正偏差，同時利用新鮮的血液沖洗腰關節內的臟器，具有更新效果，能去除腰的疲勞。可以在醒來的時候躺在床上做。

單腳畫半圓，做起來很簡單。

腳由內側往外側伸直繞圈，反方向再繞一次，然後換腳進行。為了固定腰部，要保持看著天花板的姿勢，只有腳活動，這樣就能增強骨盆的刺激。膝雖然伸直，但是要放鬆力量。

如果一醒來就做起床的動作，反而會覺得倦怠。動動腳非常簡單，卻能得到真正的清醒。

上半身坐起，雙手扶住後部，肚臍的仰角呈四十五度，再次向先前一樣，交互做腳的動作。然後起床，站著再做一次。

動作大致相同，這樣就能去除前夕腰的疲勞，同時點燃骨盆內的

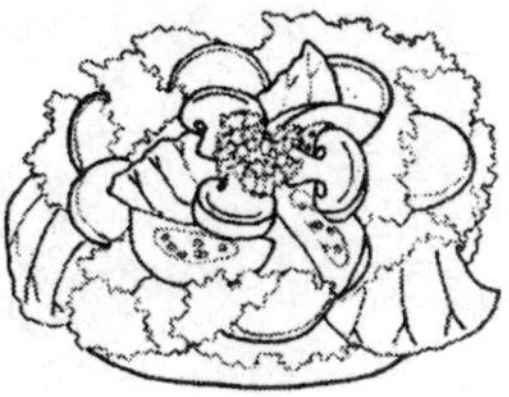

活力。

繞腳運動依照躺著做、坐著做、站著做的步驟，總計進行六次的半圓動作，非常有效。能夠防止病態性的腰痛，使全身身體活動順暢，不會閃腰。事實上，也可以算是一種強精體操。

腰的過重負荷可以說是用雙腳站立的人類的宿命，具體而言，是因為經常坐椅子的關係，才使腰痛患者激增。西元二七〇年代，遊牧民族流行使用摺疊椅，但由於出現腰部的問題，所以名醫華佗推廣動物體操「五禽戲」。但是腳部繞半圓的動作也有效。

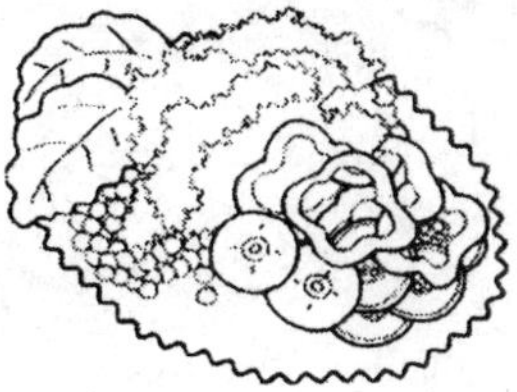

第8章

創造體力泉源的肉類料理

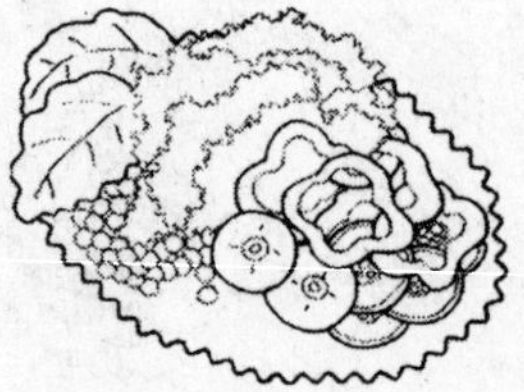

醋溜排骨使頭髮擁有光澤、皮膚恢復青春

不老回春的重點，就是在於隨著年齡的增加而造成人體組織的鬆弛。

因此，有效率地攝取膠原蛋白，就能夠達到目的。「醋溜排骨」就是很好的例子。能使生殖能力、血管、頭髮、皮膚等恢復青春。

以豬排為主要材料，使用大量的蔬菜以及大量的醋來調味。這就是「醋溜排骨」，可以彌補容易缺乏的營養素。

購買整塊豬肋排，一半放入湯中熬一天，另外一半用酒和醬油醃漬，用熱油炸。炒竹筍、胡蘿蔔、西洋芹、香菇、蔥，再用熬煮的高湯來煮。加入醋、砂糖、鹽、芝麻油，用太白粉勾芡。

使用醋並不是只有酸味就夠了，還可以加入新鮮的鳳梨，使其具有酸甜的味道。藉著酸味與鳳梨酵素的作用，可以防止胃脹，而且能提高膠原蛋白的效果。以前的人經常食用小魚乾，就是因為其中含有良質的

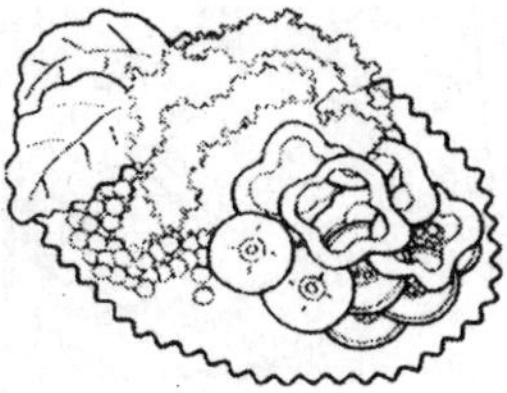

膠原蛋白。

最近吃小魚的人漸漸減少，而用排骨料理代替。

連皮的豬排更好，用油炸過之後非常好吃。

煮豬腳促進血液循環，消除心臟的毛病

「煮豬腳」可以改善狹心症及冠狀動脈硬化症。

用細葉冬青科的毛冬青煮豬腳，是能夠提供軟骨素的的理想處方。

用水煮豬腳、海帶、白蘿蔔、柴魚片、燒酒、黑砂糖，再加入植物生藥，成為強心、穩定血壓及強壯身體的長壽食品。

此外，還可以用黑砂糖或甘蔗汁來煮豬腳。

目的相同，但味道與效用完全不同。也可以加入田七根，就能提高心臟治療的效果，促進以生殖機能為主的恢復青春機能。味道更濃厚，同時田七特有的微苦味能引出食慾。

最好是豬腳加入毛冬青與田七，成為長壽及強精食品。

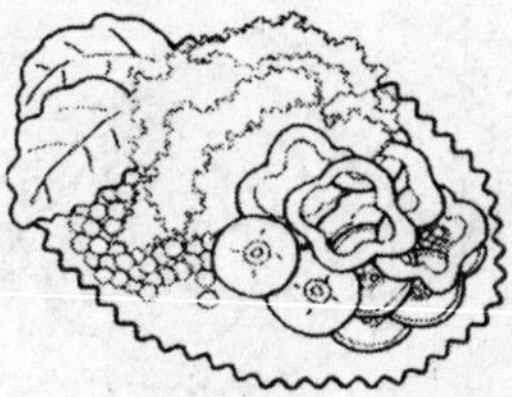

由於冠狀動脈擴張，血流量增加，所以各種不舒服現象都會消失。能夠防止老化，以及預防心臟功能不全。田七本身的預防效果極佳。

毛冬青一百公克，使用田七蔘五公克。能夠消除油膩，容易入口。

三煮鹽肝適合成長期兒童

又到了喝啤酒的季節。在家庭中方便的強精料理，就是「三煮鹽肝」。步驟簡單，而且非常好吃。

非常適合欠缺精力、氣力、有貧血傾向的人，或者是成長期的兒童。

購買整塊的牛肝、豬肝、雞肝，劃上幾刀，用清水沖淨血液。在大鍋中放入滾水，加入長蔥、蒜、薑、八角，和肝臟一起煮，能夠去除肝臟的腥臭味。

中心煮成粉紅色之後，就可以關火。大約燜十分鐘後，只取出肝臟，倒掉其他的所有的東西。再撒上五香粉，用鹽與酒煮三十分鐘。切成薄片，盛入鋪滿煮好豆芽菜的盤中。喜歡西式口味的人，可以將八角換成肉

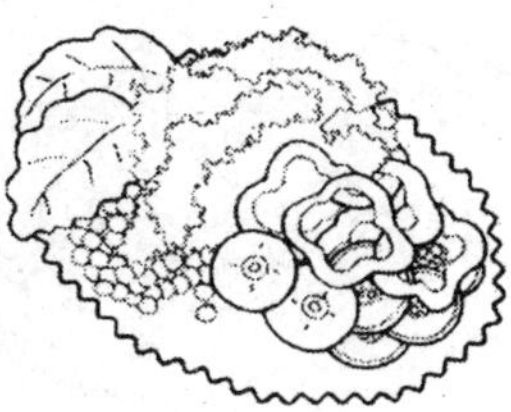

桂葉。

五香粉是混合了茴香、肉桂、丁香、花椒、陳皮的漢方香料，以健胃強壯為主要效能，可以引出主角肝臟的味道。這道菜能補充國人容易缺乏的礦物質及維他命。

準備兩個小碟子，裝芥末醬油及番茄醬。豆芽菜淋上少量的辣油、芝麻油及醋，或者是檸檬汁或萊姆果汁。

很多兒童不喜歡吃肝臟，但是一定會喜歡這道菜，能強壯筋骨，使頭腦聰明。若是缺乏鋅的必須氨基酸，會使得大人身體機能減弱，孩子的性格偏差。

用鹽調味，百吃不膩，而且也能強化肝臟。是房中食的前菜。

燜醬乳肉適合新婚夫妻食用

只要用雞湯將豬五花肉煮爛，步驟非常簡單。適合新婚之夜食用。

秘訣是要撒上大量的枸杞嫩葉，能清血及消除因為縱慾過度引起的眼

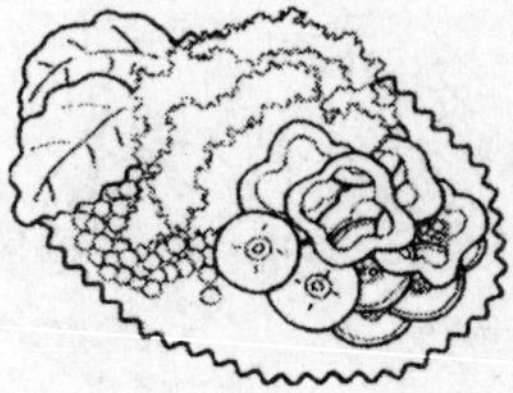

睛疲勞。也可以使用市售的強精蔬菜香菜。

購買整塊五花肉，用滾水燙過去除澀液，立刻撈起切成骰子大小。再加入蔥、蒜、薑，用煎鍋一起炒。然後加入酒、砂糖、味噌、醬油，用雞湯煮。最後再撒上枸杞葉或香菜。

可以當成配菜或下酒菜。適合單身貴族的料理，比提神飲料更有效。加味的野生枸杞的味道微苦，最適合用來當成油膩食譜的藥味，也具有恢復視力的效用。

「肝腎料理」連法國美食家都喜歡

能夠給予肝臟、腎臟、胰臟活力，從根底達到強精強壯效果的，就是「肝腎料理」。能夠享受變化多端的清淡味道之樂。

如果要當成醫療食品，則要使用各別調理。只有肝臟，會使味道太濃厚，容易吃膩。而如果只用腎臟來烹調的糖尿病患者食品，則沒什麼味道。

兩者用滾水燙過之後切成薄片，盛在盤中，然後配上各種沾醬，當成下酒菜。一定要購買新鮮的肝臟或腎臟。肝臟用滾水燙過即可，但腎臟則要切花之後，用清水沖洗乾淨。

在滾水中放入八角，加入鹽和紹興酒，肝臟略煮一下，腎臟要多煮一會兒，都是整塊放下去煮。

切成薄片的肝臟與腎臟交互擺在鋪著西洋芹的盤中。沾醬至少要有五種，也就是說要有五個小碟子，包括花生醋味噌、芥末醬油、紅棗醬、芝麻糊、蒜醬汁等都不錯。如果有強精調味料潮州沙茶醬，就更棒了。

做成清爽的口味，不會造成胃脹。

黃州東坡肉能夠預防斑點及雀斑

豬肉是夏日的健康食品，能提高強精強壯能力，防止百病，保護肌膚免於紫外線造成的肌膚乾燥、斑點及雀斑的問題。

「黃州東坡肉」是上等的藥膳。

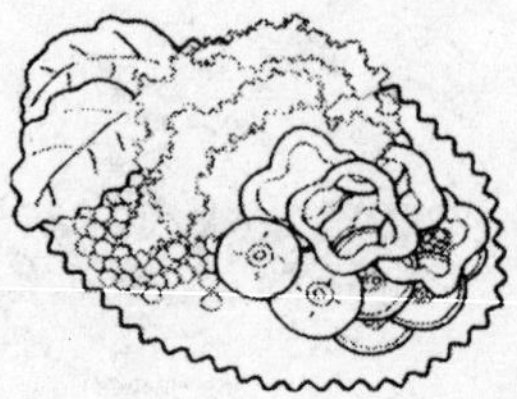

這是宋朝文人蘇軾（一〇三六～一一〇一年）被放逐到黃州（湖北省）居住時發明的菜。

稱為東坡肉的肉是豬肉塊，正統派則會冠上黃州的名稱。

豬肉塊和蔬菜一起煮，加入的蔬菜包括竹筍、胡蘿蔔、香菇、菠菜等，都是我們熟悉的菜。

蘇軾字東坡，他居住的地方則命名為東坡居。他認為豬肉加上蔬菜是最理想的食品，所以這道菜也叫做東坡肉。

煮整塊五花肉，去除澀液和油脂，用酒、黑砂糖、五香粉、老薑、蒜、醬油一起熬煮。

如此一來，皮膚的強化維他命「煙鹼酸」就能保護夏日的肌膚，促進血液循環，防止血栓。

維他命B_1可以藉著蔬菜群的互助合作，達到消除疲勞及強精的效果。
如果使用黑豬肉塊就更好吃了。

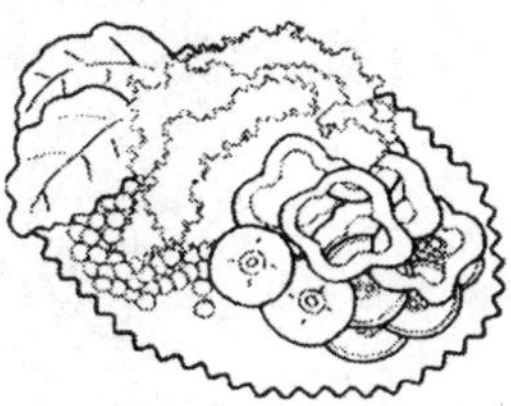

當歸羊肉湯補血及治療女性手腳冰冷症

寒冷的季節令人聯想到的，就是羊肉與狗肉。

一般食用的都是羊肉。能夠活血、補血、安定腦神經、強壯強精的就是當歸羊肉湯。做法簡單，能消除精神不安。

要使用較肥的新鮮羊肉，帶骨的整塊肉最好。

用水煮當歸十公克以及一把枸杞子。

可以吃肉喝湯，對男女都有效用。

如果是針對產後的處方，有若干不同，但基本上是相同的。能夠補血、治療全身疲勞、修復子宮以及產道。

還具有治療下腹部疼痛的功效。

能夠恢復節奏感，有強烈的淨血作用。

可以到中藥店去購買當歸。絕妙的香氣能夠緩和腦神經。

不喜歡藥味，則可以用西洋芹代替，使用的量要更多。

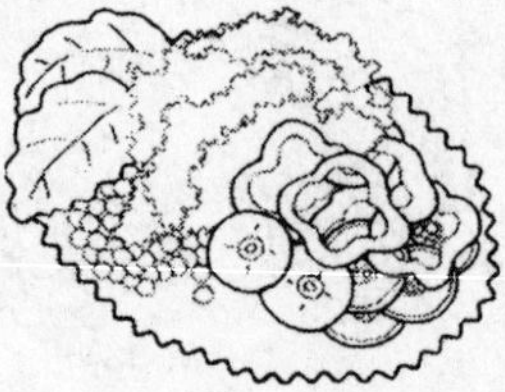

雖然比不上當歸，卻能得到類似的效果，味道也非常相似。不用擔心發胖，能增強肌力。

作用於脾臟，培養氣力。而且能夠治療手腳冰冷症。不用擔心脂肪的問題，只要徹底撈除澀液就可以了。脂肪是藥，澀液才是毒。

此外，還能幫助入睡。

白果羊肉豆腐是美味便宜的春藥

經常食用羊肉、銀杏、蒜、辣椒、豆腐，就不用擔心冬天手腳冰冷的問題。這道菜就是「白果羊肉豆腐」。是能夠使身體溫熱、增強精力的催情食品。

加入銀杏，能夠提高耐寒強精的效果。

用大量的菜籽油炒切塊的羊肉和蔥。

接著將其他的材料全部投入，用辣豆瓣醬和芝麻油調味。大膽使用各項食材，顏色呈現鮮紅色，能促進食慾。

與其到外面吃麻婆豆腐，還不如在家中做這道菜，當成寒冷時期的家常菜，效果絕佳。

這道菜非常下飯，拌麵吃也很好。

喝一杯烈酒、吃一盤麻婆豆腐，可以去除疲勞，同時能預防百病，不怕寒冷。使用添加劑較少的豆腐，就更好吃了。

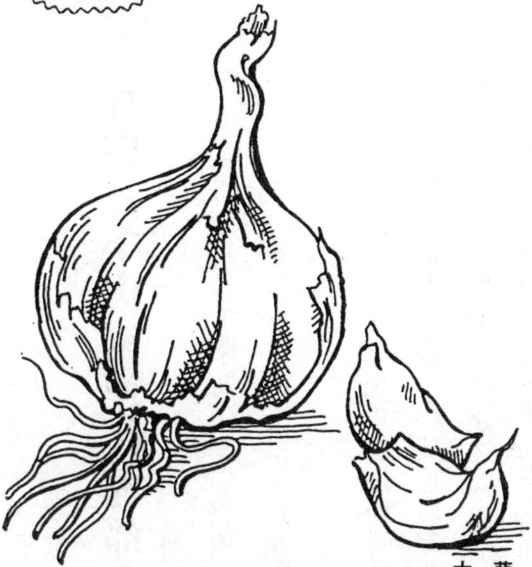

大蒜

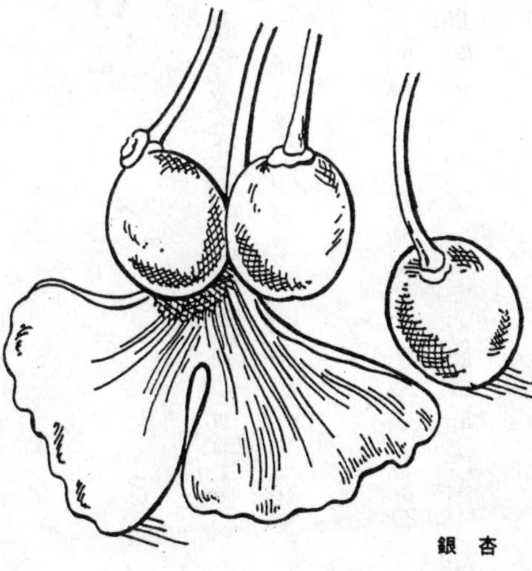

銀杏

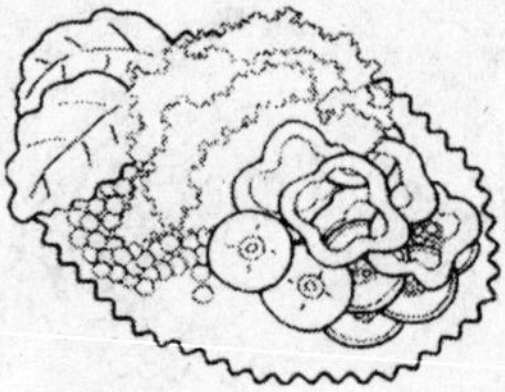

紅白豆羊肉湯連釋尊都會吃

使冬天積存的脂肪與醣類燃燒，讓春天失調的自律神經恢復正常，去除贅肉的藥膳就是「紅白豆羊肉湯」。是一道帶骨的牛肉、小紅豆和四季豆的料理。

如果沒有羊肉，也可以用帶骨的豬肉代替，用鹽調味。羊肉是著名的不會發胖的耐力泉源。小紅豆具有全身解毒、利尿、消除疲勞的作用。能夠促進脂肪與醣類的代謝。

種皮的纖維質能夠提高整腸能力，幫助消除便秘。

當釋迦在菩提樹下修行時，早餐就是吃四季豆。四季豆具有穩定神經、恢復體力、祛除邪熱的效果。

因此，「紅白豆羊肉湯」不但能減肥，還能提高超強的精力。

帶骨羊肉一公斤，豆類各五百公克，煮好之後分幾次食用。

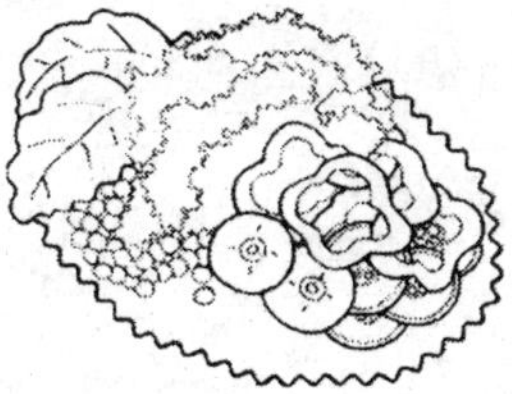

羊肉凍是簡單方便的下酒菜

羊肉是強精強壯的根源，這是自成吉思汗以來的傳統。

但是，在身體溫暖的季節，則不適合食用。如果不吃就睡不安穩的人，可以藉著羊肉凍來補給季後的力量。

只要放入冰箱的冷藏庫，就可以當成下酒菜。是含有豐富軟骨素的強精食品，單身漢也可以自己動手做。購買帶骨的羊肉，用醬油和米酒煮半天，擱置一晚之後，就成為羊肉凍。

離火後倒入四方形的模型中，就可以做出漂亮的形狀。要選擇筋較多的便宜羊肉。喜歡中式口味的人可以加入茴香、八角、紹興酒。如果喜歡地中海口味，則可以購買「夏劍薄荷」，並且用葡萄酒代替米酒。

煮肉的時候，只要將材料放入鍋中，是比煮魚更簡單的料理。

充分冷卻的羊肉凍，口感極佳，能溫熱下半身。也可以搭配各式酒類，不會宿醉。適合在宴會中當成小菜使用。

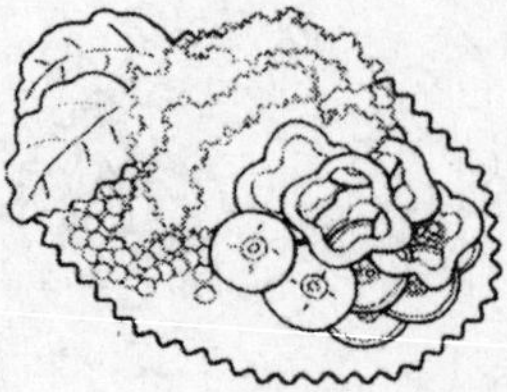

熘串蔥羊肉是冬季健腦食品

對年輕人來說，加入菜葉的味噌湯配上大碗蓋飯，粗食與鍛鍊是最好的健康法。但是到了中高年齡層之後，就必須藉著以肉類為主的美食與適當的運動，防止癡呆或臥病在床。

「熘串蔥羊肉」是能夠溫熱身體的冬季健腦食品。羊肉夾蔥，用竹籤串成一串，然後用葛粉煮的家庭料理。要購買羊肉塊或是羊排用的厚肉，用滾水去除澀液。

然後以長竹籤交互穿刺蔥和肉塊。酒和醬油混合，再加入剁碎的蒜末與薑末，醃漬肉串。沾麵粉炸成金黃色。在鍋中放入醃漬汁，用小火煮。在醃漬汁之中加入葛粉，是本料理的特色。

羊肉與葛根、長蔥串成串一起烤，最適合家庭派對。可以治療初期感冒。以此為主體，再加上鵪鶉蛋或青椒串。應用的範圍非常廣泛。

涼八寶肉是消暑的強精料理

消暑的強精料理「涼八寶肉」。冰涼的口感當中，充滿著恢復消耗體力的餐桌智慧。

購買整塊豬肉，用滾水燙過，去除澀液。

切細之後盛盤，加上用滾水燙過的海蜇、白木耳、淡菜、火腿及油菜。

白木耳擺在肉的頂端，好像冰花一樣的裝飾。其他的材料切細，擺在旁邊。

全部撒上大量切過的白芝麻。然後將大量核桃磨碎，然後用酒、醋、醬油調拌。重點在於選擇油脂不會變化的良質核桃。

核桃醬是這道料理的特徵。淋上大量的核桃醬再吃。

可以用冰箱冰過，也可以擺在鋪著冰塊的盤中端出。

在暑熱的季節中，冰涼食物決定美味的重點。這道菜口感極佳，同時

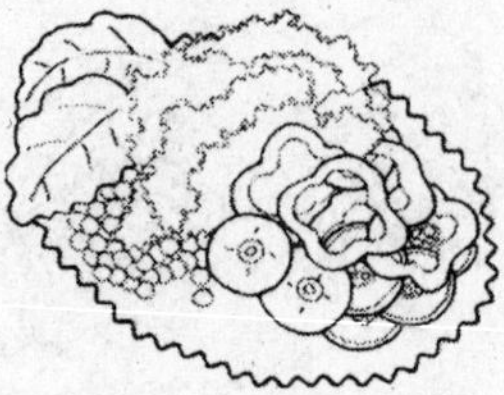

藉著溫性的涼肉溫暖腹部。

在冷氣房裡喝著啤酒，搭配這道涼八寶肉，能使你晚上玩得更盡興。油菜可以用青江菜、淡菜可以用蛤蠣代替。

加點辣醬也不錯。

肉類只要調理得宜，也能變成藥膳料理。

滷羊肉能產生元氣

夏季的精力食品是「滷羊肉」，比牛肉及雞肉的口味清爽。

利用冷卻的方式，可以吃到具有溫熱身體性質的羊肉，是最適合夏季的料理。購買整塊羊肉，煮過之後撈除澀液。

利用薑、蒜、八角增添香氣。取出肉塊，用煎鍋煎成焦色。

切成大塊，加入酒、醬油、長蔥一起煮。放在冷凍庫急速冷凍，然後切成薄片，盛盤並撒上蔥花。

用小碟子裝芥末醬、番茄醬、四川豆瓣醬、芝麻醋醬油等各種蘸醬，

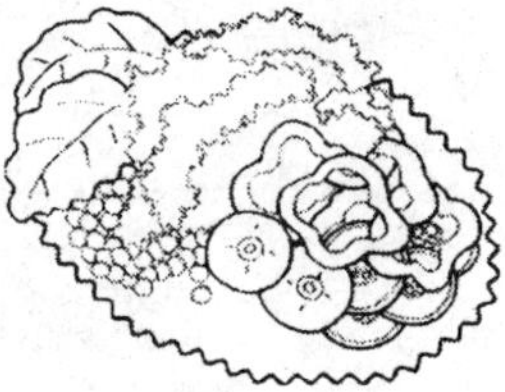

可以依照個人喜好來選擇。

更簡單的方法就是煮過之後冷卻，切成薄片，用藥味吃。也就是按照「煮豬肉」的要領來製作。

當成單身漢的下酒菜，能增強腦及腰部。

仔細撈除澀液，就能去除肉毒。煮汁可以用來做海帶芽湯。

光是吃冰冷的生菜沙拉，會使身體衰弱，容易水腫。想減肥的女性或是愛玩的年輕人、不希望罹患癡呆症的老人，可以食用這道料理。和海帶芽湯一起調整腦神經。

自成吉思汗以來，羊肉一直被視為是強精肉。

多吃一點就不會罹患冷氣病。

西貢菜恢復視力與精力

「西貢菜」是從越南的西貢市（現在的胡志明市）到河內沿岸，以及中國南部一帶的催情食品。但高血壓患者要避免食用。

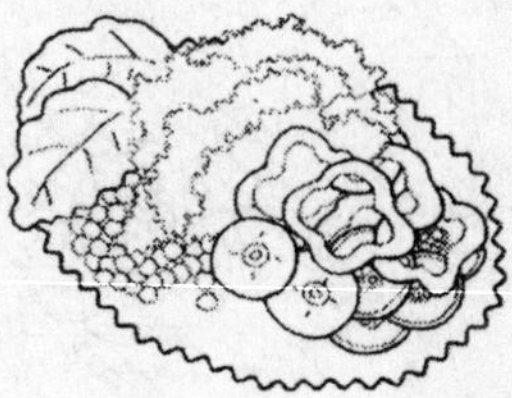

是使用山羊肉和鮑魚、蠑螺、海帶等海藻做成的料理。有的人認為光喝煮汁就是一大享受，可見得具有極佳的效果。

九龍半島的西貢在昔日是破舊的小漁村，現在已經是物質豐饒的漁港了。

這道菜能使漁夫們承受海上辛苦的工作，並繁榮子孫。貝肉撒上紹興酒，和海藻一起用鐵板煎，煎好之後再和羊肉一起煮。湯和肉都可以吃，食用後會覺得全身威猛無比，真是神奇的食物。光喝濃湯就能治好夏日懶散症。

鮑魚、蠑螺再加上海藻類一起食用，能夠攝取到豐富的碘，成為體力的泉源。

可以持續生產能量。西貢的人不容易罹患癌症及成人病，而且生殖力超群，對暑熱的耐久力也非常強。

這道菜適合搭配越南辣醬或醬油。

可以立刻恢復減退的視力與精力。濃湯就好像春藥一樣。只要一個煎鍋就能做出這道強精湯。

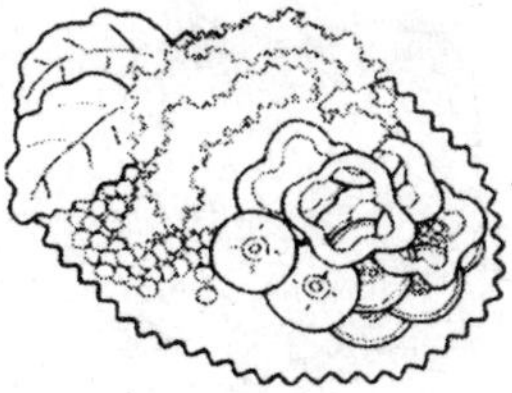

牛腩蓮菜能消除酒後疲勞

對付酒毒、腎虛的療法就是「牛腩蓮菜」。

飲酒過多、縱慾過度時，需要調理身體狀況。

用醬油、味噌、蒜煮牛腩。

另外準備厚鍋。鋪五片蓮花嫩葉，再將切成五毫米厚的圓片蓮藕和煮過的牛腩肉交互鋪上，加水蓋滿材料後再煮。除了鍋底的葉子之外，其他材料都要吃完。藉著蓮藕去除腥臭味。

蓮葉、蓮肉、牛腩肉的搭配，具有奇妙的效果。

使用八角當成香料最適合。可以使用曬乾的蓮葉。

沒有食慾時，可以只喝湯。再加入味噌煮成濃厚的味道，會令人食指大動。最適合淋在飯上。能夠去除多餘脂肪與肉毒的牛腩肉，口感極佳。

可以當成降雨期的保健食品，創造對抗高濕度的抵抗力。

牛腩煮軟一些，入口即化。

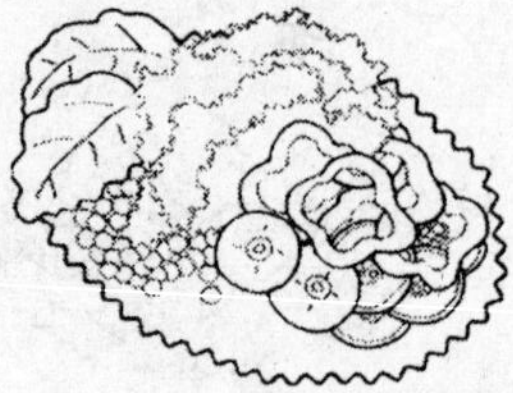

這道菜可以當成暑期的藥用菜。

用來包粽子、煮粥或是熬湯也不錯。能使血液循環穩定。

能夠吸收到高濃度的軟骨素、單寧酸及維他命群，促進精液再生、恢復視力。整株蓮花都是藥用部分，而蓮藕及蓮葉可以用來搭配牛肉。

炒腰子西洋芹去除水腫

具有淨血、利尿、強精、恢復女性青春、穩定血壓等主要效果的「炒腰子西洋芹」，是用豬腰（腎臟）以及西洋芹做成的。

此料理能夠消除水腫、強化勃起力。適合喜愛西方口味的現代人。

用純度高的芝麻油炒以上兩種材料。

豬腰切成薄片，泡在水中一會兒撈起，用滾水川燙，然後浸泡在冷水中，用簍子瀝乾。一百公克的豬腰，配上三根斜切的西洋芹。因為只使用莖，所以要摘除綠色的葉子。

兩者都用大火炒，用鹽、胡椒、醬油調味。關火前撒上剁碎的青葉，

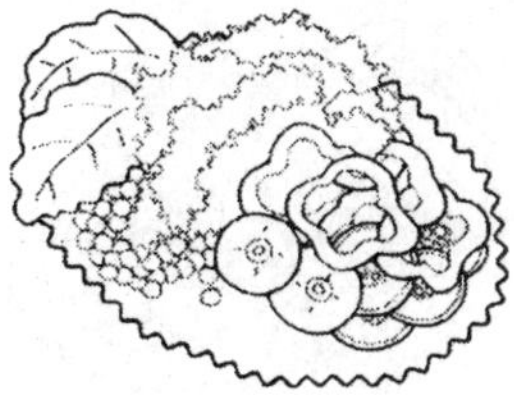

當成藥味，淋上辣油食用。

不喜歡內臟或西洋芹的人，可以將這道菜當成入門料理，能夠去除掉腥臭味。雖然不能每天吃豬腰，但是可以每天食用西洋芹，是淨血強精的蔬菜。

腎是生殖器官的中樞部分。其他動物的腎臟能補我們的腎虛。只要徹底用水洗淨去除澀液，是容易處理的內臟。

煮過的豬腰可以沾蒜醬油或芝麻油，非常美味。可以當成宴會時的小菜。這時可以嚼新鮮的西洋芹。這種歐洲的催情蔬菜，也可以用來搭配內臟類或是乳酪。

藉著這道料理來享受味覺與效果之樂。

番茄肝片全家人都可以吃

據說強肝無弱者。肝臟強健的人，生命力非常旺盛。肝臟能夠強精。與其吃藥，還不如吃肝臟。串燒是最佳的吃法，但是，全家人偶爾可

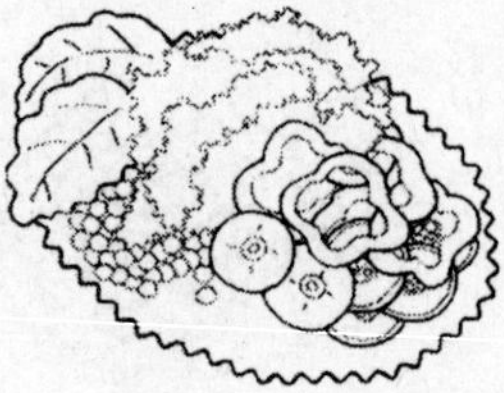

以一起享受「番茄肝片」。醫食同源，將整個肝臟與番茄一起煮，大家都喜愛。這是一道將重點擺在番茄上的肝臟料理。

將牛肝或豬肝塊切成適當的大小，放入加入一把鹽的滾水中燙過。燙到不會滲血出來之後去除澀液。

蒜、薑、洋蔥一起剁成碎末。山藥和蛋混合之後，再加入蒜、薑、洋蔥，用麵粉調拌，捏成丸子後用油炸。最好使用芝麻油、菜籽油、豬油等三種混合油。

用炒菜鍋炒蔬菜，加入雞湯蓋滿材料。

再加入炸好的肝臟丸子、大量的新鮮番茄、番茄醬，用紹興酒調太白粉勾芡。如果沒有其他蔬菜，也可以只使用番茄。

喜歡西式食品的人，可以用葡萄酒代替紹興酒。紅酒或白酒皆可。

連平常不喜歡肝臟的女性，也會喜歡這道菜。

肝臟衰弱，生殖能力也會降低，對美容也不好。

這的確是很合理的說法。現代只能依賴肝臟的強大解毒作用。

肝臟一旦衰弱，各種疾病都會侵襲而來。為了強精、美容及保健，一定要食用良質的肝臟。利用有魔女蘋果之稱的番茄酸味來提味。

大黃糊抹吐司能使兒童健康、夫妻圓滿

滿洲人、西伯利亞及外蒙古人，認為在蓼科的藥用植物大黃中，加入鹿或虎的野生動物的肝臟做成糊是最棒的。而在我國則可以使用牛肝或豬肝。

加入紅葡萄酒，放入攪拌器中攪拌，移入鍋中用小火熬煮。煮到適當濃度時，放到冰箱裡保存，隨時都可以吃。

微酸味能增添食慾，具有保健與強精的效果，讓你不會疲倦。可以先在吐司上塗抹奶油，再塗上大黃糊，然後鋪上圓片洋蔥。也可以當成啤酒的下酒菜。

蓼科的名藥就是大黃，可以說是藥膳中的上品。對於不喜歡吃肝臟或討厭酸味的孩子而言，也會快樂地食用，健康成長。

當地處方會加入砂糖，是因為寒冷的緣故。如果沒有砂糖，運用紅葡

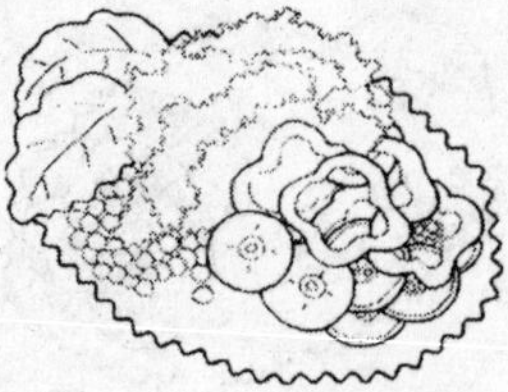

萄酒的甜味，也能形成爽口的味道。要增添甜味時可以使用蜂蜜或果糖。

能夠與植物或動物的精力自然融合在一起。

烤雞肝能夠強精、利尿

沒有中藥的味道，而又能得到強精效果的，就是「烤雞肝」。方便的單品料理，非常美味。

到雞肉專賣店購買新鮮的肝臟，用特製醬油醃漬一晚。特製醬油就是到藥局購買切成細片的熟地黃，然後再加上磨碎的黑芝麻與酒、醬油，調成糊狀的醃漬汁。如果有生的鮮地黃當然更好。

用遠火烤，刷數次烤肉醬，多烤幾次。香氣四溢，可增添食慾。

雞肝的價格便宜。烤的時候也可以添上青椒。

使用攪拌器或研缽來製作糊狀的烤肉醬，非常方便。

雖然是非常理想的精力料理，但是生食內臟會有危險。不過，如果是烤雞肝，就可以安心食用了。對於貧血及手腳冰冷症都有效。

一百公克的雞肝加上十公克熟地黃、五十公克芝麻，使用適量的酒和醬油。可以按照個人喜好加入蒜。此外，也可以搭配椰子粉或花生。

除了強壯強精作用之外，還能利尿、強心、增強視力、預防感冒，可說是一道非常好的料理。

血壓、血糖值不會紊亂，但是，正接受治療的高血壓或糖尿病、腎臟病的患者，要避免使用。

金雞湯增添食慾

用雞屁股和睪丸做成的「金雞湯」，是一道爽口的湯品，而且效果極強。是一般的家常菜。

略帶圓形的三角形雞屁股，是甘甜脂肪的結晶。睪丸則是圓形的。數量有限，所以非常珍貴。睪丸用水洗淨，雞屁股肉可以直接使用。

加入奶油用大火炒。加入大量的蒜，撒入鹽、胡椒。

如果不喜歡蒜，可以使用薑。不管用哪一種都可以。總之，藉著這些

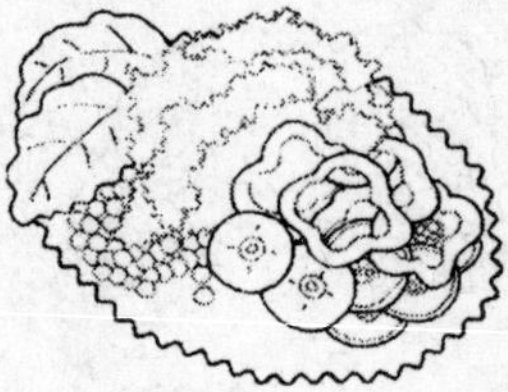

材料，就能去除兩種材料的腥臭味。

然後再煮成湯。如果煮成清澄的湯汁，就算成功了。但是要撈除澀液。不要捨棄金黃色的油脂，能夠引出食慾。將剁碎的蔥花炒成金黃色，撒在湯中當成香料。新鮮的蔥也可以。

盛入大碗中喝。雞屁股肉六個、睪丸四顆。非常有效，能夠使你在夜晚展現威力。

這是只要少量就能產生極大效果的強精食之一。能夠產生元氣，而且不會造成胃脹。

蔘雞湯預防中暑或夏季感冒

在炙熱的夏季裡，必須選擇味道較清淡的強精湯。

就這一點而言，「蔘雞湯」的確是比較好的選擇。能夠防止中暑或夏季感冒，積極地增進耐力。在此介紹兩個基本的作法。

①中式雞湯　一整隻雞先處理過，放入大鍋中，加入一個八角與一根

高麗人蔘用水煮。大約兩小時之後取出人蔘，切成薄片，再放入鍋中。這時加入一把枸杞子或三塊薑，再煮一小時即可。用鹽和紹興酒調味，湯及肉皆可食用。要使用整塊薑才不會破壞味道。

②韓式雞湯　在洗淨的雞肚子中塞入一根高麗人蔘、蒜塊、栗子、紅棗及辣椒各三個。

用大量的水煮半天。喝湯，肉則沾蘸醬來吃。蘸醬為芝麻油、醬油、辣味噌加上少許的醋。沒有栗子時，也可以使用百合根或松子。味道決定在高麗人蔘的品質上。

如果使用厚鍋熬煮就更方便了。

男女老幼都能產生元氣。要選擇肉質緊密的雞肉，連雞冠也要一起煮。可以熬成高湯。

涼拌雞治療乾燥的肌膚

能夠治療紫外線曬傷的肌膚，或者因為冷氣而紊亂的血壓，而渡過殘

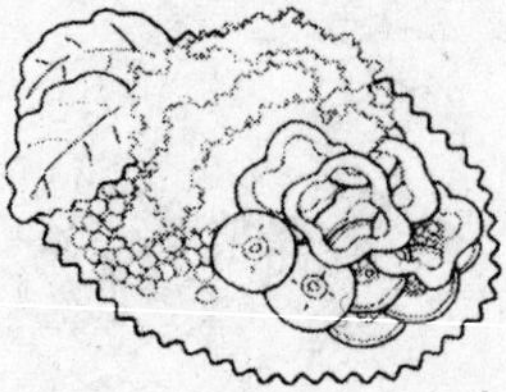

暑的好菜單就是「涼拌雞」。清爽的口味，適合擺在餐桌上。

是以雞肉和西洋芹為主，再加上粉絲的涼拌料理。

利用醋、芥末及芝麻油。重點就是要大量使用經滾水略燙的西洋芹與連皮的雞肉。要選擇肉質緊密的成雞。

一整隻雞處理過之後，煮熟切絲。將西洋芹、粉絲、蔥鋪在盤中，淋上醬汁後冷藏。討厭醋的人，可以使用梅子醋。如果是自製的就更棒了。

梅子香氣能增添食慾，但是不要使用太多的鹽，要減少其他的調味料。英國的夏季保健食品就是西洋芹和乳酪，可以治療夏日懶散症，對美容也不錯。

這道菜則是用雞肉代替乳酪，再加上西洋芹和其他的材料。能穩定暑期紊亂的血壓，而渡過暑熱的季節。將煮過的西洋芹斜切成薄片後再使用。能夠淨化因為炎熱而凝固的血液，調整體調。

如果能加上新鮮的西洋芹汁就更棒了，可以得到極大的強精強壯效果。這時青葉不要丟掉，可以一起用來搾汁。可以防止中風，藉著健胃整腸的能力清淨體內。

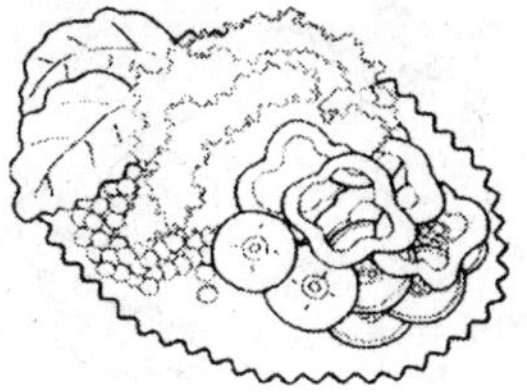

精髓壯陽湯防止暑熱癡呆，使下半身恢復力量

「精髓壯陽湯」是防止癡呆及身體機能減退的家庭料理。

為了避免因為酷暑造成記憶力遲鈍的情況發生，或是治療早洩，可以食用這道料理。別名為陽根益智湯。

事先處理過的四隻鴿子，再加上益智仁十公克、淮山、枸杞子、百合根各十二公克與薑兩塊，用帶骨的雞湯煮兩小時，以少量的鹽與醬油調味。加入大量的酒更容易烹調。

如果加入二百公克的雞塊，更能夠熬出味道濃厚的湯。

具有消除疲勞、強精功效的骨髓湯，完全溶出了益智仁健胃的穩定精神的成分。益智仁是原產於印尼的薑科果實。

東方醫學想法認為性慾是由腦來控制的。淮生是山藥的生藥，與百合同樣具有重建生殖機能的效用。薑則具有提氣、提味的作用。這些都可以協助引出主角鴿子的最大藥效。對於暑期的失眠、嗜睡都有效，防止與社

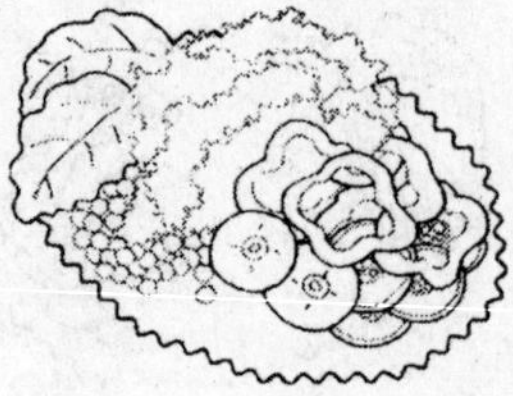

會生活脫節。

可說是第一級催情保健食品的美味湯品。

有些地方會使用稻科香茅當成香料，也可以用切細的檸檬皮代替。有健忘症傾向的人吃了之後，可以恢復腦的青春。此外，還有促進下半身活力與呼吸器官順暢的功效。

三味蒸鴿美味的糖尿病特效食

糖尿病性陽痿的起死回生藥用料理就是「三味蒸鴿」。將黃耆、山茱萸果肉、熟地黃塞入已經處理過的鴿肚中來蒸。

在蒸盤中積存少許肉汁，飲用之後第一天就不要再吃了。鴿子和藥劑移入大碗中，倒入酒蓋滿材料，浸泡一個晚上，第二天喝鴿子酒。到第三天的最後階段時，取出裡面的東西做成湯，加入馬鈴薯、洋蔥、胡蘿蔔及蒜。

這時可以將鴿肉全吃掉。也就是說，讓一隻鴿子發揮三次的效果，是強力回春料理。因為如果一次全吃完，會使衰弱的機能過度反彈，造成反效果。

這道料理的藥材平均適量各為五公克。

最初可以使用三隻鴿子。也能使健康的人精力倍增。

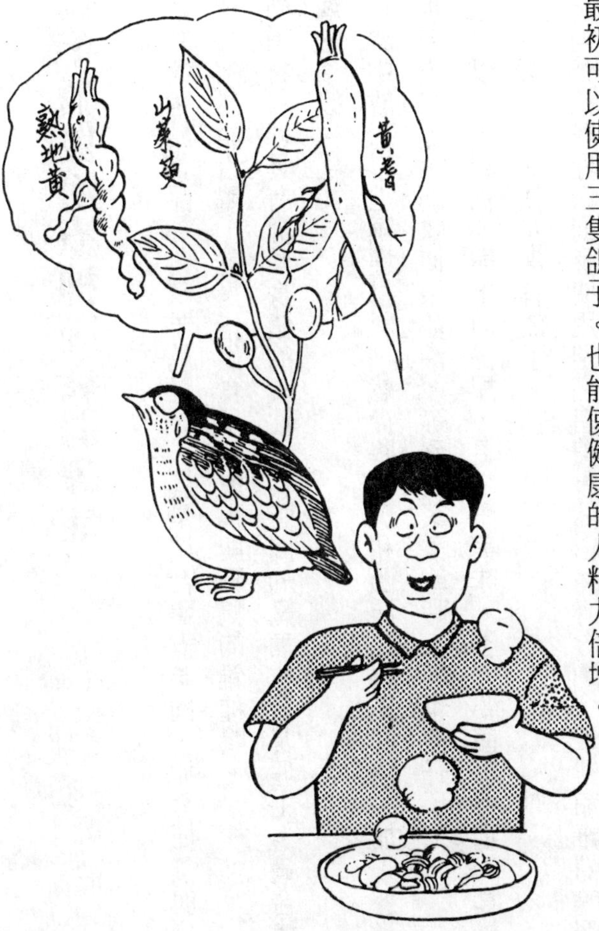

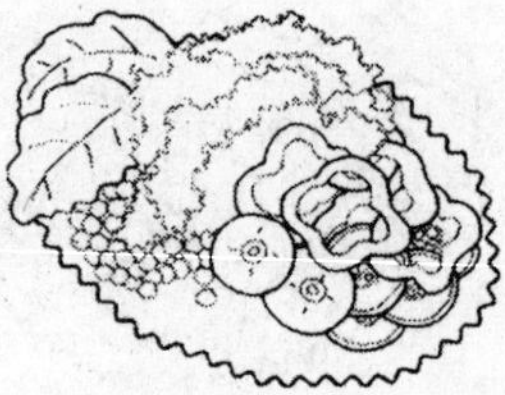

合鴨羊腩煲治療神經衰弱等症

耐寒的強精食品「合鴨羊腩煲」，就是用合鴨煮羊肉，能發揮無與倫比的精力。所謂合鴨，就是指供食用的家鴨與野鴨的雜種鴨。

兩項材料都具有溫熱身體的食性。長時間的烹煮也有其理由。適合使用暖爐的季節。

在鍋中放入以上兩種材料，然後將洋蔥和西洋芹塞滿周邊，加入各半量的水與酒來煮。調味使用醬油。等到蔬菜煮軟時，肉也煮好了。

也可以使用野鴨。與羊肉搭配，更增添美味。不需要使用特別的食材或漢方生藥，這樣就非常有效了。

一些強精料理店則會使用別名白美人（白鼻心）的 子狸和毒蛇等野味。味道鮮美，令人食指大動。此外，也有人使用鴿子來代替鴨子，整隻鴿子和羊肉一起煮。也可以用長蔥和蒜代替洋蔥與西洋芹。

鴿子是強精鳥，使用鴿子可以使這道料理產生變化。可以搭配蒜，與其使用長蔥還不如加入洋蔥與西洋芹，味道更好。

要多吃一點羊肉，能提高生殖能力，使男性強精，並提高女性身體機能的藥膳。對於怕冷的人更有效，能溫熱足腰。藉著鴨子或鴿子引出羊肉的效用，不僅能增強體力，同時也可以用來治療神經衰弱與不安神經症。

雖然詳細原因不明，但是，在這一方面的確比鎮定劑還有效。煮爛之後也可以淋上剛煮好的麥飯來享用。

龍頭雞湯使全家人渡過寒冷冬天

「龍頭雞湯」是能夠使你有元氣地渡過冬天的荷爾蒙湯。

使用整隻烏骨雞，再加上三十公克的何首烏及熟地黃，塞在雞肚子裡，用大量的水煮半天，再用紹興酒及鹽調味。適合全家人享用。可以治療老人的畏寒及頻尿的毛病，使夫妻性生活順暢，還有讓兒童健腦與預防感冒的功效。

從雞皮到骨都是黑色的，同時併用兩種植物生藥，更具有魄力。湯與

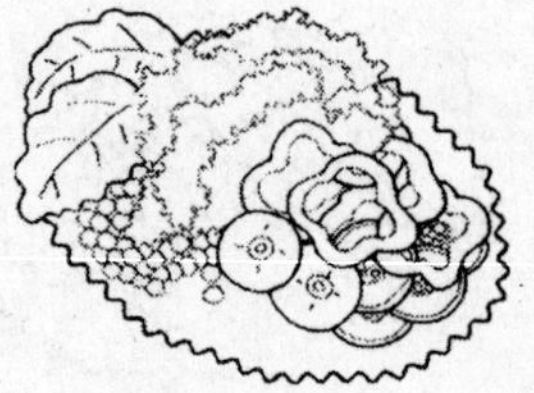

紹興酒的顏色一樣為澄清的黃色。非常好吃。

有人認為烏骨雞就像是能帶來吉兆的龍一樣。自古以來就知道它具有強壯強精及治療婦女病的藥效，能調整女性的身體機能。一般效用是能溫熱身體，所以都當成冬季食品。

加入何首烏和熟地黃，飲用煮出精華的湯，效果滿分。

雞肉配湯食用，而兩種生藥則捨棄不用。沒有食慾時，只要喝湯就非常有效了。這道「龍頭雞湯」可以在家中輕鬆製作。

兔肉能消除糖尿病及便秘

兔肉在民間療法中，被當成糖尿病食品及強壯食品來使用。明朝的李時珍認為它具有「涼血解毒」、「補中益氣」的效果。可以淨化混濁的血液，藉著強化胃腸來培養氣力。

胃腸有問題時，通常是不能食用獸肉的，但是，不吃肉又無法恢復體力，這時就可以活用兔肉。不管到法國哪一家肉店去，都會看到整隻處理好的兔肉。法國可說是美食的先進國家。

一般是採用燉肉的方式。不用擔心肉害，又能強壯精力，並且預防與陽痿有關的糖尿病。

中國東北部的民間，將兔腦當成治療凍傷的特效藥，可以塗抹在患部。骨髓湯可以解熱，而兔子的胎兒肉則是肺結核的治療藥，加上乳香是難產的妙藥，有很多特殊的用法。

最普遍的方法就是法式的煮兔肉，或是整隻烤來吃。

要治療糖尿病，可以將玉米鬚一起放入燉肉中。想要以強壯為目標，則可以加入紅棗一起煮。

沒有脂肪、味道較清淡的兔肉，是容易調理的素材。常吃不會得便秘，血壓不會紊亂。煮爛之後可以當成火鍋菜。

蛇膽浸雞能使男女興奮

「蛇膽浸雞」香氣四溢的綠色湯汁，就像是雞湯一樣。

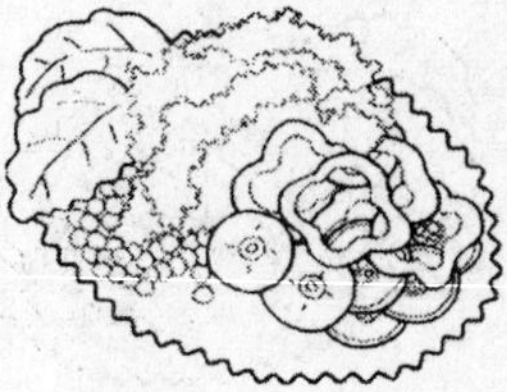

能使腰關節內的器官發熱，能使男女更興奮。香港有許多以眼鏡蛇為主的多種毒蛇，而日本則是蝮蛇的天堂。我國的蛇類也不少，所以不會缺乏料理的食材。

到蛇店購買時，可以請店家幫你先處理好。分成生膽及肉、皮三部分。

生膽放在深碗中，加入紹興酒，用筷子攪拌一下。放入良質的蒸雞，用醬油醃漬一晚。

取出之後，用大量的油煎成焦色，擺在盤中，撒上橘子皮或檸檬皮、蔥、薑等香料，倒入醃漬汁，在烤箱中加熱五分鐘。微微的苦味能增添食慾。

將蛇肉與雞肉一起煮成蛇羹，能夠享受湯的美味。通常會加入黃耆、黨蔘、枸杞及山藥。

肉和皮用清水沖洗半天以上。皮放在太陽下曬乾，可以加入藥酒當中，一絲都不要浪費。能夠產生強壯強精、淨血、強心、強肝、防止感冒及溫暖足腰的效用。蛇的神秘藥效支配全身，能使人興奮。

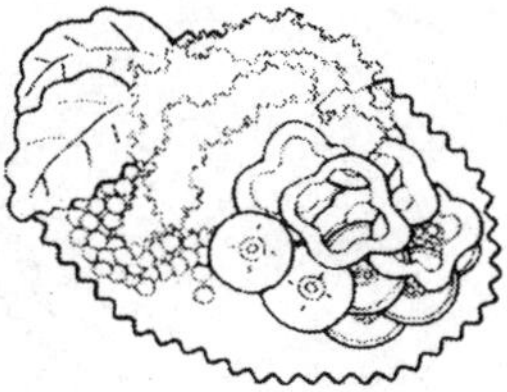

烤香糟肉擁有如運動家般活力

如果有羊肉或狗肉，最適合做一道「烤香糟肉」。羊肉能使你擁有運動家般的元氣，和烤羊肉串、羊肉湯並稱為三大美味。

將厚肉用紹興酒製成的酒糟醃漬一晚之後，鋪在鐵網上直接用遠火烤。可以使用五香粉或胡椒粉。

不需要特殊的燒烤料理器具，只要用烤魚的鐵絲網即可。使用長竹筷，邊烤邊吃。儘可能選擇具有強精效用的瘦肉。羊肉與狗肉都是強精食品，會使身體發熱，所以是屬於寒冷時期的食物。

秘訣則是要使用肥肉較多的部位，這樣就能渡過寒冬，同時調理紊亂的身體機能。也就是說，這是與這個季節的生物規律一致的料理。單身漢也能自己動手作，但是要注意不要烤焦了。

高齡者只要血壓沒問題，偶爾也可以品嘗一下美味的烤香糟肉。

可以搭配清酒、啤酒或紹興酒等。

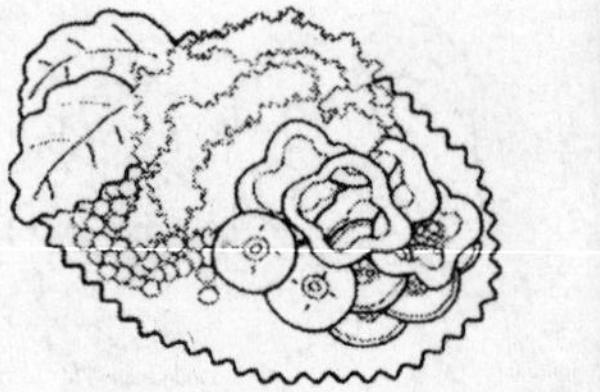

一秒鐘內使頭腦清晰的體操

由於過度動腦或熬夜打麻將，導致頭腦昏昏沉沉時，可以利用一秒鐘做恢復正氣的動作，亦即藉由「空中盤腿跳」，能夠使你的睡意全消。

放鬆肩膀的力量，以自然的方式好像在空中盤腿似地往上跳，著地時則採用盤腿立的方式。用腳脖子與膝的彈力往上跳，然後藉著相同部位的緩衝力著地。只要跳一次即可。

據說是古代仙人快要踩到蛇的時候，本能跳躍而開始的動作，後來將其納入他們的護身體操方術中。如果只是照普通的方式跳，腳會垂下來，可能會被蛇咬到，而且也跳不高。以盤腿的方式來跳，才是體術的妙處。雙手輕輕握拳抵住腰部，較容易進行。想要跳得高，腦海中一定要有在空中盤腿的念頭。

在著地時，雙腳的腳脖子交叉，深屈膝，就能夠吸收撞擊力，輕鬆落下。如果發出噗通的聲音就表示盤腿的工夫不夠。想睡的時候就去睡當然是最好的，但是現代人有時辦不到這一點，就可以藉著這個方法趕走睡意。

這個動作能使睡意與壓力全消。房事後去洗澡時，從床上跳下來的時候，用這個方式來跳，能使放鬆的性感迴路的反射機能重新恢復。

對於大腿根部及腹股溝部能立刻傳達刺激，迅速恢復性能力，消除疲勞。

想要清醒時或開車休息時可以應用，效果顯著，使頭腦清晰。

如果著地時脊背肌能夠挺直，就算成功了。

最初可能會身體前傾，不過站在鏡子前面練習就能立刻矯正。是防止老化的健康法。

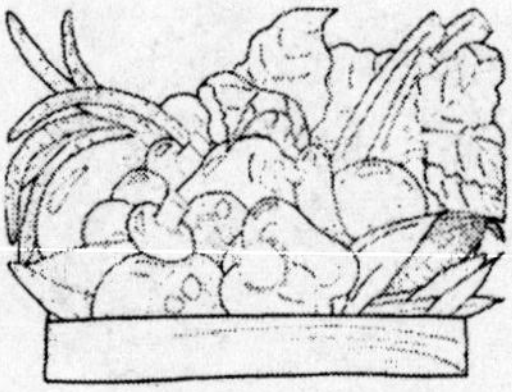

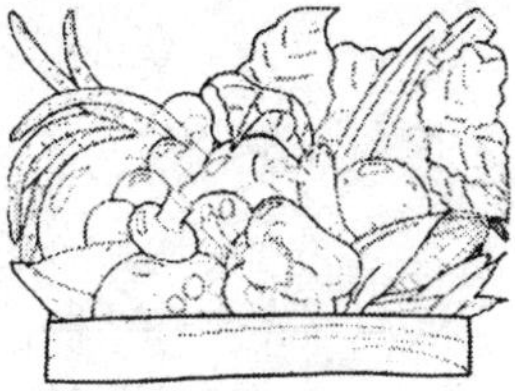

第9章

酒及火鍋料理

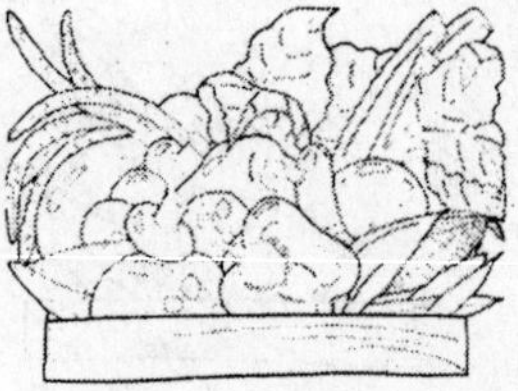

酒釀丸子能夠在寒夜享受極樂

能夠擊退感冒的蛋酒在各國都有。而中式的「酒釀丸子」，最適合當成嚴冬時期的睡前酒，花香四散。

在甜酒中加入事先烤過的小塊年糕，混入蛋黃。在丹桂花酒、桂花陳酒中倒入香料，趁熱飲用。飲用之後，會覺得身體溫暖，使寒夜變成極樂境地，享樂之後即可熟睡。感冒時飲用，清醒之後就會痊癒。

使用三個雞蛋、十個鵪鶉蛋。可以吸收到性維他命E、B_1，以及良質的高蛋白質。

如果因為擔心膽固醇的問題而不吃蛋，是錯誤的做法，問題在於蛋的品質與鮮度。如果缺乏適量的膽固醇值，就無法建立健全的性生活。

甜酒和年糕能溫熱身體，丹桂的酒精具有健胃與保護呼吸器官的作用。一般人認為年糕會使身體發冷、污染血液，是錯誤的說法，事實上完全相反。可按照個人喜好調節烤年糕的量。

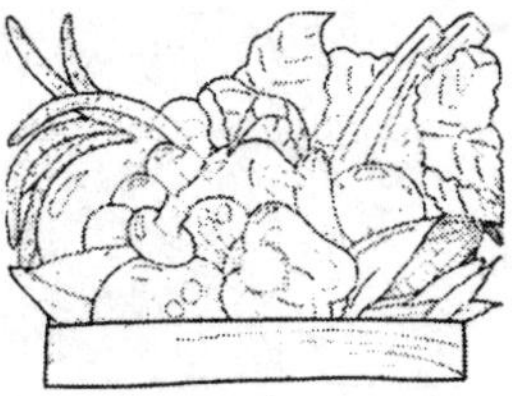

不要一口氣喝完中式蛋酒。利用有蓋子的馬克杯，陶醉於花香中，悠閒地享用。雖然市面上有花酒成品，但是，使用庭園中丹桂的手工釀製酒是最好的。可以當成家庭春藥。

如果有鵪醇蛋，就可以省去分離蛋黃的工夫了。

強精的蛋酒能夠治好初期感冒。

生薑酒的威力擊退感冒

可以使用「生薑酒」來治療初期感冒。

薑擦碎加入酒中加熱飲用立即有效，藉著微醺的感覺擊退感冒，不用擔心副作用的問題。可以使用酒，調製容易入口的現做藥用酒。

酒先加入，立刻放入薑，攪拌混合後飲用。

一百八十度的酒使用一個如嬰兒拳頭般大的老薑，或者是五個嫩薑，秘訣是要多加入一些。有嘔吐感時立刻飲用，就能夠止吐。

藉著發汗、解毒作用，立刻大量冒汗。在這個時候一定要忍耐。因

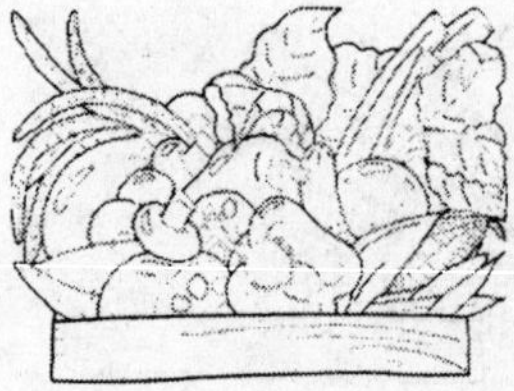

為如果讓身體冷卻，就沒有用了。只要汗全部流出感冒就治癒了。

用熱毛巾擦拭全身，換一套新的睡衣，然後再喝一杯生薑酒，就能安然入眠。清醒時，感冒惡寒的所有症狀都會隨著酒而消失了。

薑在漢方民間療法與料理中經常使用，而且在煮湯時也會放入薑，可說是漢方的基本藥。具有健胃整腸的效果。

使用生薑酒來治療初期感冒，就不用擔心化學藥品的副作用。不喜歡清酒的人，可以使用燒酒，用黑砂糖提味。不擅飲酒的人，則可以在熱開水中加入薑汁，以及果糖、蜂蜜一起飲用，要領是相同的。生薑酒也是最適合當成治療宿醉的清醒酒。

山酒去除感冒及痰

飲用「山酒」，能享受冬天夜晚之樂。對於痰或咳嗽這兩種症狀具有藥效。製法非常簡單，就是將栗子與核桃浸泡在三十度以上的燒酒當中。半升瓶的酒加入等量的兩種材料，再加入冰糖，做成甜酒。

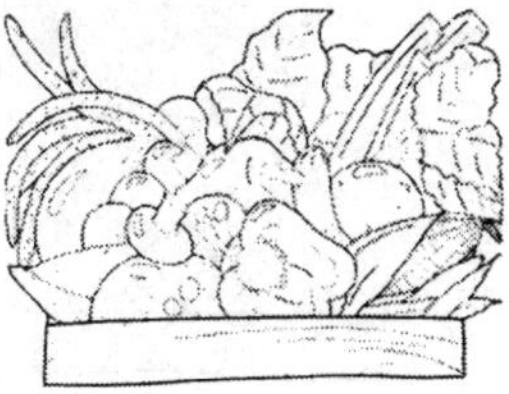

這是我國的武術家發明的。

製作這種酒的唯一秘訣，就是要大量使用以上兩種材料。

大家都知道栗子與核桃的藥效，但是我們並不常食用。事實上，栗子與核桃隱藏著恢復肌膚及內臟青春的效用。

山酒對身體非常溫和，可以隨時飲用。實際飲用就知道這是非常容易入口的藥用酒，小心不要喝得過多了。可以濃縮並少量飲用。

也就是說，用山酒來潤喉即可，如果喝到醉就只是普通的酒了。

具有人體容易吸收的良質蛋白質，以及各種礦物質與維他命B_1、B_2、E。具有柔軟血管、調整血壓、安定腦神經的作用。

疲累的考生偶爾飲用。能振奮精神。

具有增強基礎體力、強化免疫力的作用。在寒冷時期百病不侵，是具有卓效的美酒。

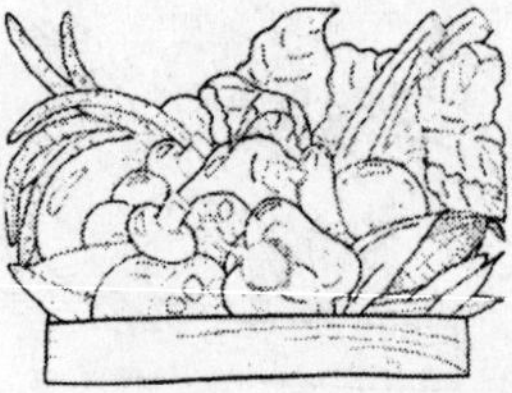

鴛鴦酒使夫妻和樂

「鴛鴦酒」具有保溫強壯、抗老強精的效用，能保養筋骨與肌膚。男女皆可飲用，也稱為夫妻和合酒。能使足腰溫暖，效果很強，但沒有劇性，可以安心飲用。

材料有兩種。即黑色果實的女貞子，與紅色的枸杞子。

由於果實成熟期大致相同，所以容易取得，是漢方的傳統生藥。

兩種果實用水洗淨之後，放在太陽下曬乾。

使用乾燥品時，要很有耐心地浸泡在酒中。如果使用生果，則直接去除水氣後浸泡，也具有同樣的作用。在三十度以上的燒酒一．八公升的瓶子中，放入各等量的果實到達瓶肩為止。

加入適量的果糖與冰糖。不用這些材料，就無法產生效果。酒做得濃一些，少量飲用，常常添加燒酒。雖然一週內就能出味，但是，最好當成過年的慶祝酒來飲用。

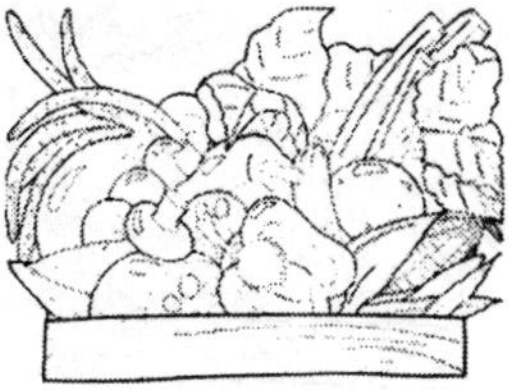

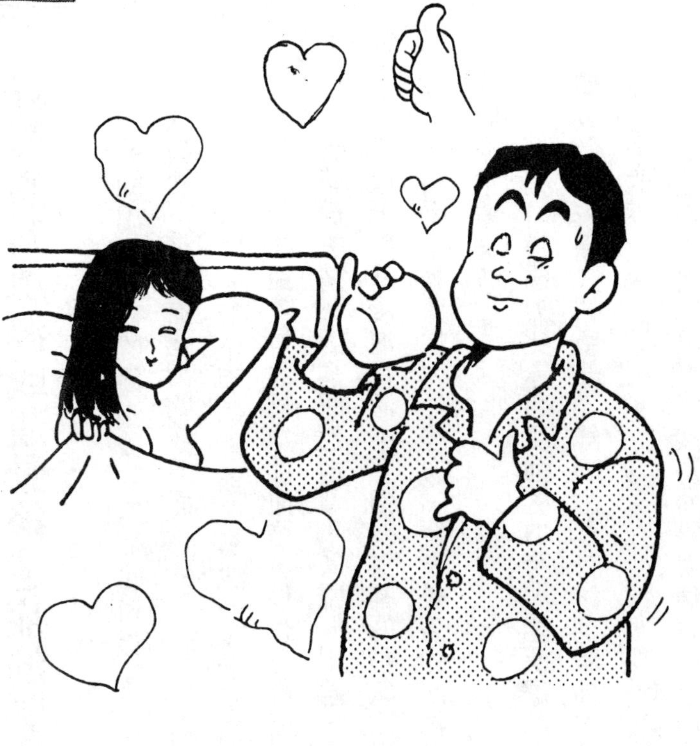

能夠收縮諸肌群、減緩神經痛，使衰弱的皮膚復原。也能增進房中的元氣，恢復青春。口感極佳，的確是很好的保健藥用酒。

在庭院與自然樹林中都有枸杞，在公園中也可以經常看到日本女貞。也可以到中藥店去購買果實。

在味道與效用上是絕妙的組合，是能夠讓人充滿熱情的酒。

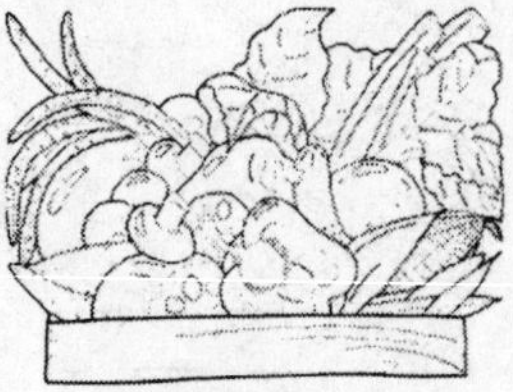

舒筋酒對風濕或運動後遺症的劇痛具有特效

關節出現劇痛的風濕或神經痛，可以使用與虎骨酒同樣具有人氣的「舒筋酒」來治療運動的後遺症。

並不是將一般市面的舒筋丸製成酒，而是使用女性經常使用的四物湯。雖然主要藥效是改善女性血路，但也有舒筋活血的效用。

到藥局去請藥師調配熟地黃、當歸、川芎、白芍的四物湯。

將以上藥材浸泡在酒中。由於當歸的香氣四溢，會讓人誤以為是中藥酒。能夠完全發揮加方、變方、合方較多的四物湯的特性及柔軟性，配合症狀來治療。

例如，鎮痛力比赤芍更強的白芍，能治療劇痛。加入肉桂，就可以將藥效送達較深入的患部。舒筋酒具有鎮定精神的效用，而芳香的味道能一掃心中的不快。

女性如果出現風濕症狀及婦科疾病時，可以利用這種酒一併治療。男

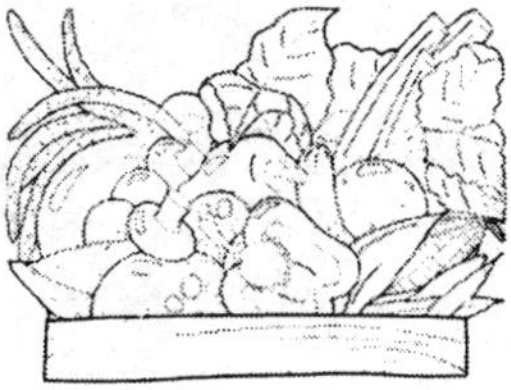

女皆宜，可以去除瘀血。

阿二三果酒消除低血壓的煩惱

「阿二三果酒」能當成低血壓處方的參考。

主要材料是春天盛開的春黃金花，以及秋天會結出紅色果實的山茱萸。以一・八公升的燒酒為例，使用一百公克的果實，配料則是枸杞子與五味子各五十公克。

用一百公克的冰糖去除酸味與澀味，就可以製造成香甜好喝的藥用果實酒。在睡前喝一杯，醒來之後再喝一杯，能去除頭重、不舒服及倦怠感。

阿二三果酒能夠改善低血壓的不適症狀、提升性感度。女性喝了這種酒之後，能在體調上多一些風情。

能使機能上的收縮規律重新復甦，提高感度。類似性荷爾蒙的作用，能夠直接刺激生殖系統。特別適合貧血的女性，能夠藉著造血及改善血路

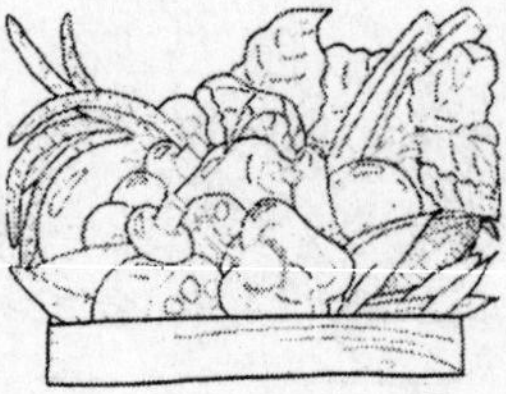

的作用，使臉色紅潤。

山茱萸是經常用在強壯強精劑的漢方重要藥材，能使全身各部位恢復元氣。雖然有些藥學家並不認為它具有低血壓的療效，但是，很多國家卻認同這方面的功能。枸杞子也是同樣的。

能夠幫助肝臟的解毒作用、造血機能。五味子能治療虛弱體質的慢性疲勞。使呼吸系統輕鬆，治療神經衰弱以及頭昏腦脹。可以振奮低落的情緒，因此，對於早上起床很不舒服的低血壓非常有效。

單品的澀味極強，很難處理，利用本酒可彌補其缺點。浸泡十天之後就可以喝了。盡量使用自家製的材料。

低血壓的男性也可以飲用，但是，對於女性比較有效。

菊花酒能治療膀胱炎與夏日懶散症

在我國的重陽節會飲用「菊花酒」，祈求消災解厄。是將乾燥或新鮮的菊花浸泡在烈酒中來飲用。

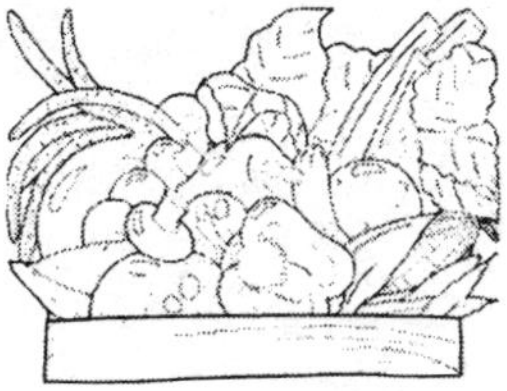

將花塞入廣口瓶中，倒入自己愛喝的酒即可。芳香濃郁，能去除夏日疲勞，讓人耳聰目明。對於肝臟、眼睛疲勞、耳鳴、血壓都具有良好作用。

也是膀胱炎的妙藥。具有速效性，方便使用。因此，可以說是渡過暑熱季節的必備良藥。不只喝藥酒，也能將菊花當成蔬菜來食用。能鎮靜腦神經、使心情清爽。

撒入味噌湯中、做成醋漬菜、炸來吃等皆可，或是曬乾之後，沖泡菊花茶來喝。可以到中藥店購買已經處理好的菊花以及枸杞子。

一起泡在酒當中，更能提升效果。可以加入適量的果糖。

不必在意成分，隨時飲用能提升身體機能。能夠幫助腦、眼睛、肝臟、腎臟的作用。對於頭腦勞動者而言，是最佳的自然藥品。

加入芝麻或核桃，就成為一道強健料理。也可以和蔬果一起做成果菜汁來飲用。

能夠淨化血液。

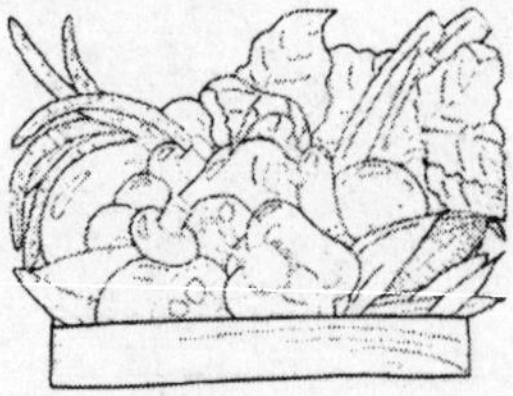

玫瑰酒能使全身彌漫玫瑰芳香

在擔心體臭的季節，「玫瑰酒」可以解決女性的煩惱。飲用之後，身體會彌漫著一股芳香的氣味，吸引男性的目光。

製作法非常簡單。採摘大量的玫瑰花，洗淨後放在簍子裡瀝乾水分。白葡萄酒煮滾，離火之後立刻放入玫瑰花，置於冰箱中冷藏三天，用蜂蜜調成甜味即可。

秘訣是使用大量尚未完全開放的花苞。飲用法和普通的葡萄酒一樣。除了溫室栽培的玫瑰花之外，也可以添加野玫瑰花或果實，來加強效果。

現代女性的體臭，一般都是因為自來水或食品、化學物質殘留在體內，或是飲食習慣所造成的。

利用玫瑰酒能改善體臭，同時強化胃腸、呼吸器官及生殖機能。

進行性行為時，也能分泌出玫瑰香氣的體液。

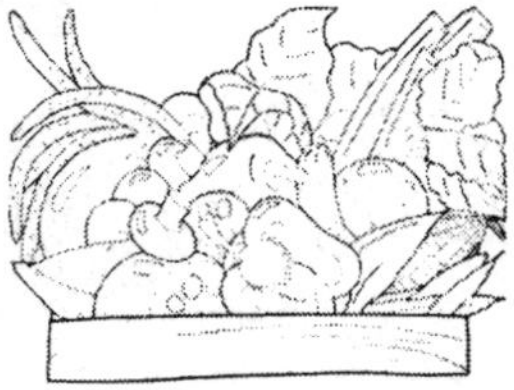

淮山杞魚生豬肉湯具有催情作用

將乾山藥淮山鋪在大鍋中，然後加入大量的滾水，再放入枸杞子。在大盤的中心擺上薄片豬肉，周圍則是薄片魚肉，以盛開花朵的感覺來排列，頂端可以裝飾菊花。按照涮涮鍋的要領來食用。

「淮山杞魚生豬肉湯」能使身心溫暖，尤其具有對女性的催情作用。是可以全家人一起享用的火鍋料理。

可以使用雷魚、比目魚等，總之只要白肉魚即可。要使用大量的枸杞。喝藥用湯，肉片則用滾水涮過，沾醬油吃。藉此完全去除魚的腥臭味。

搭配芝麻醬、調味料或酸梅醬等。

肉則使用鴿子肉。也可以在湯中加入烏龍麵或年糕，做成什錦鍋。

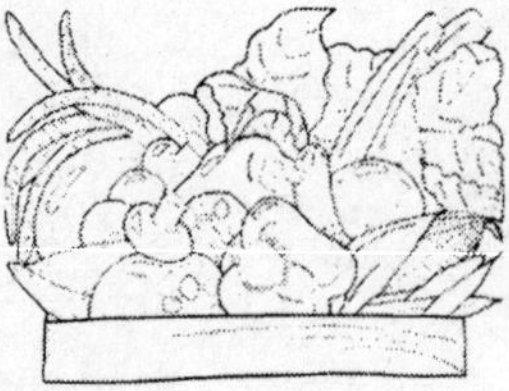

鰤魚蠔火鍋掃除前列腺的不安

能夠去除前列腺腫脹，具有利尿速效的季節性火鍋料理，就是「鰤魚蠔火鍋」。

在大鍋中鋪上海帶，用雞湯來煮菜碼，也可以用個人喜愛的高湯和酒來煮。以肥厚的鰤魚為主，再加入大量新鮮的牡蠣以及蔥、薑。添上白菜、小油菜、帶葉的蕪菁，就能成為內容豐富的火鍋料理。可以放入一整塊薑。

鰤魚是強精強壯的利尿藥，海中的牡蠣則是前列腺肥大的特效藥。這個組合的味道非常搭配，可以說是最強的含鋅料理。

一般人對於前列腺的問題，會產生比較敏感的反應，因為認為它是與生命力有密切關係的重點。如果排尿不順暢時會加速老化，這樣可就糟糕了。而自李時珍以來，這一直是研究的主題，因此，發明了各種腎氣丸或前列腺丸。

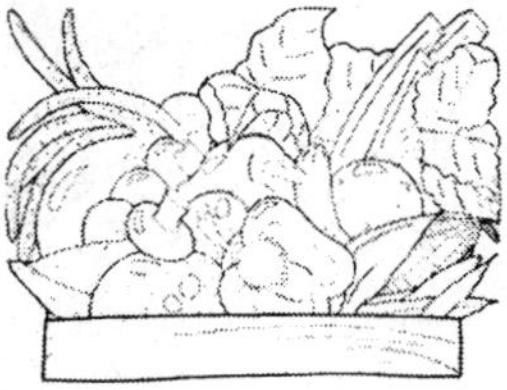

這個火鍋料理是許多民間療法中，一種有效的療法。

有些人喜歡吃生蠔，如果不喜歡生吃的人則可以用牡蠣來做火鍋菜，或者是貝類料理。

即使性能力正常，但前列腺腫脹終究會造成問題。消退腫脹就能恢復雄姿，一掃因為排尿困難而憂鬱的心情。

要選擇能生吃的新鮮牡蠣。鰤魚則能幫助治療疾病。一邊喝酒，一邊吃火鍋料理，溫熱身體，享受與普通的牡蠣鍋不同的美味。

鱈魚鍋讓您順利渡過寒夜

「鱈魚鍋」的做法非常簡單，適合嚴寒的季節。

將一塊鱈魚撒上鹽，擱置三十分鐘之後，用滾水澆淋。鱈魚的內臟就如同寶物，一定要好好地處理。

用芝麻油炒大量的蒜和肥肉較多的牛排肉，和鱈魚一起放入鍋中煮。

然後再加入豆腐、長蔥、白菜、韮菜、醬油、辣醬、辣椒及磨碎的白

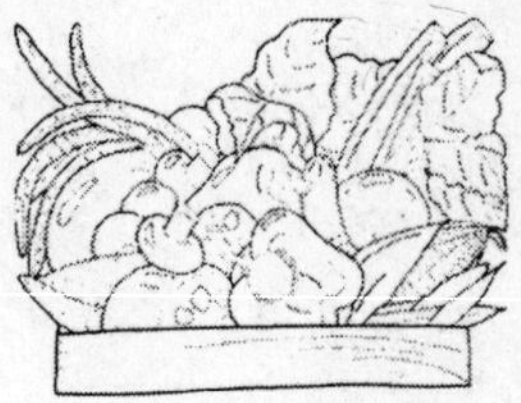

芝麻。

口味清淡的鱈魚與肥牛肉搭配在一起，能引出食慾，提高性慾。一定要購買整塊新鮮的鱈魚，和海帶一起放在鍋中用水煮。要使用較厚的海帶。

然後再放入內臟。把整鍋湯吃完，能夠溫熱身體。和四川擔擔麵一樣，包括表面、鍋底都充滿辣椒、蒜、芝麻。味道濃厚，能治療感冒。

漢方內臟鍋連高貴秘藥都比不上

吃膩了什錦料理，而想吃真正的強精料理時，可以試試「漢方內臟鍋」，是具有速效的耐寒耐力料理。

主要材料是雞的內臟，也就是雞肝、雞皮、未成熟卵的金冠、雞肫類等。

使用方便購買處理的生藥。例如肉蓯蓉、熟地黃、杜仲。補劑則使用

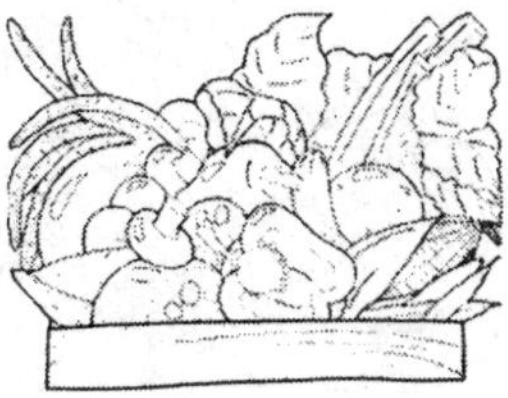

枸杞子、田七片、甘草就夠了，做法非常簡單。三種主材生藥和補劑各抓一把放入大鍋中。不但能使藥效均衡，也能去除內臟的腥臭味。

鋪上厚海帶蓋住之前的材料，再倒入高湯及酒，開火煮。

煮到海帶可以食用的狀態之後，放入所有的雞內臟一起熬煮。加入醬油及少量的味噌。秘訣就是煮汁要煮到濃稠一些。熟地黃的微酸味與田七的微苦味，能夠形成絕妙的味道。吃上一碗就會覺得身體發熱，有催情的功效。以上是五人份的材料。

蔥、蒟蒻絲、烤豆腐是必需品，可以按照個人喜好，酌量增減。重點就是要使用大量的金冠。加入各種大小的蛋，能使味道更濃。

與普通的雞蛋風味完全不同，能夠得到不一樣的效果。雖然不算是藥膳食品，卻是比高級的秘藥更有效的強精料理。

生藥沒有毒性及劇性，所以可以安心。

此外，有的人認為一定要添加黃耆、黨參，但是，也可以省略這些材料，而使用大量的海帶。

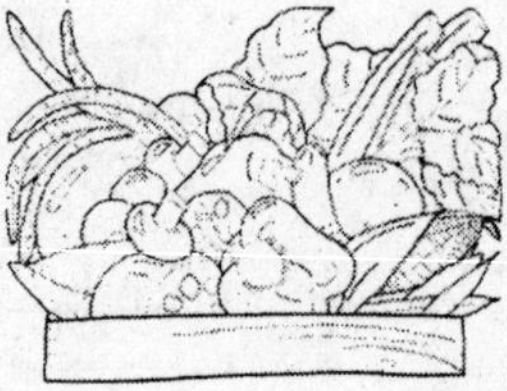

適合夫妻一起做！使腹部纖細的體操

穿著睡衣的夫妻一起做緊縮胃部的「上腹部體操」。由於肚臍上方的部分突出，因此很難做腹肌運動或伏地挺身的運動。

只要做這個上腹部體操，一週後就能收縮腹部。兩人腳伸直，面對面坐著。

踢對方膨脹的部分，輪流進行前踢動作。被踢的人會覺得很不舒服，但是卻能緊縮胃部。踢的運動則是對於足↓腰↓腹部用力，能增大緊縮效果。外行人來踢也不會有危險性，不會造成深部損害。

被踢的人的秘訣就是腰絕對不要往後縮。也就是說，不可以彎腰駝背。

有些人認為男性的肚子突出是富貴的象徵，表示有錢。但是一旦脫光衣服，就非常難看了。

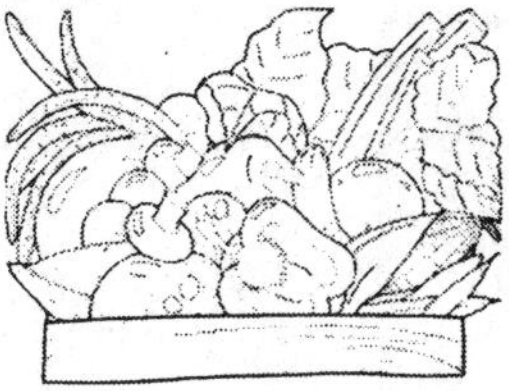

女性為了減肥而損害健康，是非常不智的行為。絕對不要服用減肥藥，只要每天做這個運動，胃部及腰、腿就會變細。

能治好便秘。在踢人與被踢的時候，就能夠逐漸增加攻防力。踢胃部的腳要好像刺入的方式來踢，而被踢的人則用力收縮胃部，使身體緊縮。

這樣就能改善胃弱的現象，吃再多也不會發胖。

以上是以胃部為主的運動，能夠收縮下腹部與側腹，使肌肉結實。

只要不要在食用後做，其他時間皆可。藉著雙方鍛鍊腹肌的運動，來加深彼此的親密度。同時具有強精及提升女性性功能的副效果。

4. 已知的他界科學　陳蒼杰譯　220 元
5. 開拓未來的他界科學　陳蒼杰譯　220 元
6. 世紀末變態心理犯罪檔案　沈永嘉譯　240 元
7. 366 天開運年鑑　林廷宇編著　230 元
8. 色彩學與你　野村順一著　230 元
9. 科學手相　淺野八郎著　230 元
10. 你也能成為戀愛高手　柯富陽編著　220 元
11. 血型與十二星座　許淑瑛編著　230 元
12. 動物測驗—人性現形　淺野八郎著　200 元
13. 愛情、幸福完全自測　淺野八郎著　200 元
14. 輕鬆攻佔女性　趙奕世編著　230 元
15. 解讀命運密碼　郭宗德著　200 元
16. 由客家了解亞洲　高木桂藏著　220 元

・女醫師系列・品冠編號 62

1. 子宮內膜症　國府田清子著　200 元
2. 子宮肌瘤　黑島淳子著　200 元
3. 上班女性的壓力症候群　池下育子著　200 元
4. 漏尿、尿失禁　中田真木著　200 元
5. 高齡生產　大鷹美子著　200 元
6. 子宮癌　上坊敏子著　200 元
7. 避孕　早乙女智子著　200 元
8. 不孕症　中村春根著　200 元
9. 生理痛與生理不順　堀口雅子著　200 元
10. 更年期　野末悅子著　200 元

・傳統民俗療法・品冠編號 63

1. 神奇刀療法　潘文雄著　200 元
2. 神奇拍打療法　安在峰著　200 元
3. 神奇拔罐療法　安在峰著　200 元
4. 神奇艾灸療法　安在峰著　200 元
5. 神奇貼敷療法　安在峰著　200 元
6. 神奇薰洗療法　安在峰著　200 元
7. 神奇耳穴療法　安在峰著　200 元
8. 神奇指針療法　安在峰著　200 元
9. 神奇藥酒療法　安在峰著　200 元
10. 神奇藥茶療法　安在峰著　200 元
11. 神奇推拿療法　張貴荷著　200 元
12. 神奇止痛療法　漆 浩 著　200 元

・常見病藥膳調養叢書・品冠編號 631

1. 脂肪肝四季飲食 蕭守貴著 200元
2. 高血壓四季飲食 秦玖剛著 200元
3. 慢性腎炎四季飲食 魏從強著 200元
4. 高脂血症四季飲食 薛輝著 200元
5. 慢性胃炎四季飲食 馬秉祥著 200元
6. 糖尿病四季飲食 王耀獻著 200元
7. 癌症四季飲食 李忠著 200元

・彩色圖解保健・品冠編號 64

1. 瘦身 主婦之友社 300元
2. 腰痛 主婦之友社 300元
3. 肩膀痠痛 主婦之友社 300元
4. 腰、膝、腳的疼痛 主婦之友社 300元
5. 壓力、精神疲勞 主婦之友社 300元
6. 眼睛疲勞、視力減退 主婦之友社 300元

・心 想 事 成・品冠編號 65

1. 魔法愛情點心 結城莫拉著 120元
2. 可愛手工飾品 結城莫拉著 120元
3. 可愛打扮 & 髮型 結城莫拉著 120元
4. 撲克牌算命 結城莫拉著 120元

・熱 門 新 知・品冠編號 67

1. 圖解基因與 DNA （精） 中原英臣 主編 230元
2. 圖解人體的神奇 （精） 米山公啟 主編 230元
3. 圖解腦與心的構造 （精） 永田和哉 主編 230元
4. 圖解科學的神奇 （精） 鳥海光弘 主編 230元
5. 圖解數學的神奇 （精） 柳 谷 晃 著 250元
6. 圖解基因操作 （精） 海老原充 主編 230元
7. 圖解後基因組 （精） 才園哲人 著

・法律專欄連載・大展編號 58

台大法學院 法律學系／策劃
法律服務社／編著

1. 別讓您的權利睡著了(1) 200元
2. 別讓您的權利睡著了(2) 200元

・武 術 特 輯・大展編號 10

1. 陳式太極拳入門 馮志強編著 180元

2.	武式太極拳	郝少如編著	200 元
3.	練功十八法入門	蕭京凌編著	120 元
4.	教門長拳	蕭京凌編著	150 元
5.	跆拳道	蕭京凌編譯	180 元
6.	正傳合氣道	程曉鈴譯	200 元
7.	圖解雙節棍	陳銘遠著	150 元
8.	格鬥空手道	鄭旭旭編著	200 元
9.	實用跆拳道	陳國榮編著	200 元
10.	武術初學指南	李文英、解守德編著	250 元
11.	泰國拳	陳國榮著	180 元
12.	中國式摔跤	黃　斌編著	180 元
13.	太極劍入門	李德印編著	180 元
14.	太極拳運動	運動司編	250 元
15.	太極拳譜	清・王宗岳等著	280 元
16.	散手初學	冷　峰編著	200 元
17.	南拳	朱瑞琪編著	180 元
18.	吳式太極劍	王培生著	200 元
19.	太極拳健身與技擊	王培生著	250 元
20.	秘傳武當八卦掌	狄兆龍著	250 元
21.	太極拳論譚	沈　壽著	250 元
22.	陳式太極拳技擊法	馬　虹著	250 元
23.	二十四式/三十二式 太極 拳/劍	闞桂香著	180 元
24.	楊式秘傳 129 式太極長拳	張楚全著	280 元
25.	楊式太極拳架詳解	林炳堯著	280 元
26.	華佗五禽劍	劉時榮著	180 元
27.	太極拳基礎講座：基本功與簡化 24 式	李德印著	250 元
28.	武式太極拳精華	薛乃印著	200 元
29.	陳式太極拳拳理闡微	馬　虹著	350 元
30.	陳式太極拳體用全書	馬　虹著	400 元
31.	張三豐太極拳	陳占奎著	200 元
32.	中國太極推手	張　山主編	300 元
33.	48 式太極拳入門	門惠豐編著	220 元
34.	太極拳奇人奇功	嚴翰秀編著	250 元
35.	心意門秘籍	李新民編著	220 元
36.	三才門乾坤戊己功	王培生編著	220 元
37.	武式太極劍精華 +VCD	薛乃印編著	350 元
38.	楊式太極拳	傅鐘文演述	200 元
39.	陳式太極拳、劍 36 式	闞桂香編著	250 元
40.	正宗武式太極拳	薛乃印著	220 元
41.	杜元化＜太極拳正宗＞考析	王海洲等著	300 元
42.	＜珍貴版＞陳式太極拳	沈家楨著	280 元
43.	24 式太極拳＋VCD	中國國家體育總局著	350 元
44.	太極推手絕技	安在峰編著	250 元
45.	孫祿堂武學錄	孫祿堂著	300 元

46. <珍貴本>陳式太極拳精選　馮志強著　280元
47. 武當趙保太極拳小架　鄭悟清傳授　250元
48. 太極拳習練知識問答　邱丕相主編　220元
49. 八法拳 八法槍　武世俊著　220元

・彩色圖解太極武術・大展編號102

1. 太極功夫扇　李德印編著　220元
2. 武當太極劍　李德印編著　220元
3. 楊式太極劍　李德印編著　220元
4. 楊式太極刀　王志遠著　220元

・名師出高徒・大展編號111

1. 武術基本功與基本動作　劉玉萍編著　200元
2. 長拳入門與精進　吳彬　等著　220元
3. 劍術刀術入門與精進　楊柏龍等著　220元
4. 棍術、槍術入門與精進　邱丕相編著　220元
5. 南拳入門與精進　朱瑞琪編著　220元
6. 散手入門與精進　張　山等著　220元
7. 太極拳入門與精進　李德印編著　280元
8. 太極推手入門與精進　田金龍編著　220元

・實用武術技擊・大展編號112

1. 實用自衛拳法　溫佐惠　著　250元
2. 搏擊術精選　陳清山等著　220元
3. 秘傳防身絕技　程崑彬　著　230元
4. 振藩截拳道入門　陳琦平　著　220元
5. 實用擒拿法　韓建中　著　220元
6. 擒拿反擒拿88法　韓建中　著　250元
7. 武當秘門技擊術入門篇　高　翔　著　250元
8. 武當秘門技擊術絕技篇　高　翔　著　250元

・中國武術規定套路・大展編號113

1. 螳螂拳　中國武術系列　300元
2. 劈掛拳　規定套路編寫組　300元
3. 八極拳　國家體育總局　250元

・中華傳統武術・大展編號114

1. 中華古今兵械圖考　裴錫榮 主編　280元
2. 武當劍　陳湘陵 編著　200元

3. 梁派八卦掌（老八掌） 李子鳴 遺著 220 元
4. 少林 72 藝與武當 36 功 裴錫榮 主編 230 元
5. 三十六把擒拿 佐藤金兵衛 主編 200 元
6. 武當太極拳與盤手 20 法 裴錫榮 主編 220 元

・少林功夫・大展編號 115

1. 少林打擂秘訣 德虔、素法 編著 300 元
2. 少林三大名拳 炮拳、大洪拳、六合拳 門惠豐 等著 200 元
3. 少林三絕 氣功、點穴、擒拿 德虔 編著 300 元
4. 少林怪兵器秘傳 素法 等著 250 元
5. 少林護身暗器秘傳 素法 等著 220 元
6. 少林金剛硬氣功 楊維 編著 250 元
7. 少林棍法大全 德虔、素法 編著

・原地太極拳系列・大展編號 11

1. 原地綜合太極拳 24 式 胡啟賢創編 220 元
2. 原地活步太極拳 42 式 胡啟賢創編 200 元
3. 原地簡化太極拳 24 式 胡啟賢創編 200 元
4. 原地太極拳 12 式 胡啟賢創編 200 元
5. 原地青少年太極拳 22 式 胡啟賢創編 200 元

・道學文化・大展編號 12

1. 道在養生：道教長壽術 郝勤 等著 250 元
2. 龍虎丹道：道教內丹術 郝勤 著 300 元
3. 天上人間：道教神仙譜系 黃德海著 250 元
4. 步罡踏斗：道教祭禮儀典 張澤洪著 250 元
5. 道醫窺秘：道教醫學康復術 王慶餘等著 250 元
6. 勸善成仙：道教生命倫理 李 剛著 250 元
7. 洞天福地：道教宮觀勝境 沙銘壽著 250 元
8. 青詞碧簫：道教文學藝術 楊光文等著 250 元
9. 沈博絕麗：道教格言精粹 朱耕發等著 250 元

・易學智慧・大展編號 122

1. 易學與管理 余敦康主編 250 元
2. 易學與養生 劉長林等著 300 元
3. 易學與美學 劉綱紀等著 300 元
4. 易學與科技 董光壁著 280 元
5. 易學與建築 韓增祿著 280 元
6. 易學源流 鄭萬耕著 280 元
7. 易學的思維 傅雲龍等著 250 元

國家圖書館出版品預行編目資料

成人病有效的飲食／飲食保健編輯群　編著
——初版，——臺北市，大展，民 92（2003 年）
面；21 公分，——（飲食保健；22）
ISBN　957-468-227-7（平裝）
1. 食物治療　2. 食譜　3. 體操
418.91　　92007373

成人病 有效的飲食

ISBN 957-468-227-7

編 著 者／飲食保健編輯群
編 輯 群／黃秀娥、蘇姿倩、劉雪卿、王蓮玉
發 行 人／蔡 森 明
出 版 者／大展出版社有限公司
社　　址／台北市北投區（石牌）致遠一路 2 段 12 巷 1 號
電　　話／（02）28236031・28236033・28233123
傳　　眞／（02）28272069
郵政劃撥／01669551
E－mail ／dah_jaan@pchome.net.tw
登 記 證／局版臺業字第 2171 號
承 印 者／高星印刷品行
裝　　訂／協億印製廠股份有限公司
排 版 者／弘益電腦排版有限公司
初版 1 刷／2003 年（民 92 年）7 月

定　價／230 元

一億人閱讀的暢銷書！

4 ～ 26 集　定價300元　特價230元

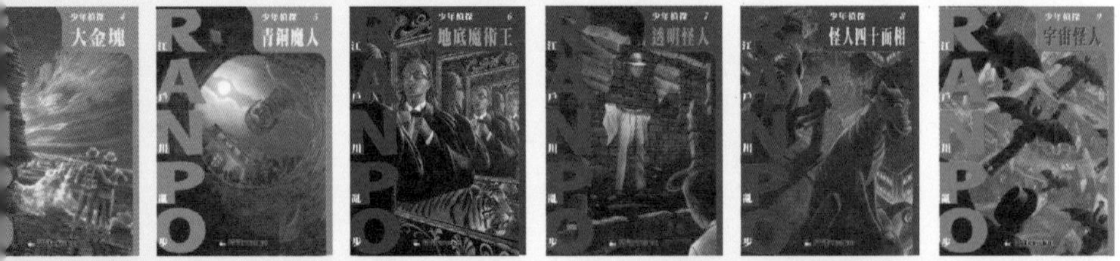

.大金塊　5.青銅魔人　6.地底魔術王　7.透明怪人　8.怪人四十面相　9.宇宙怪人

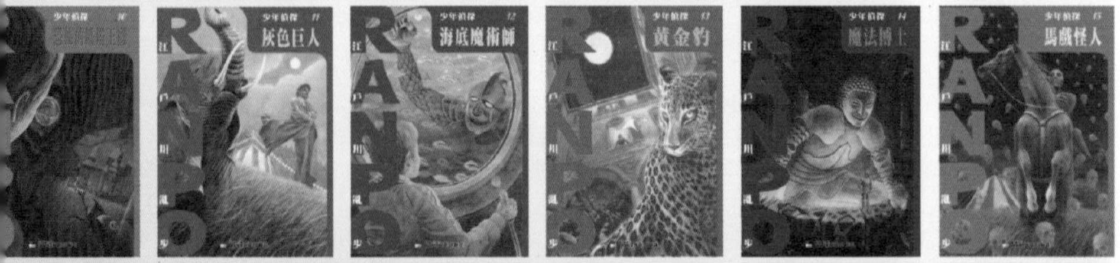

恐怖的鐵塔王國　11.灰色巨人　12.海底魔術師　13.黃金豹　14.魔法博士　15.馬戲怪人

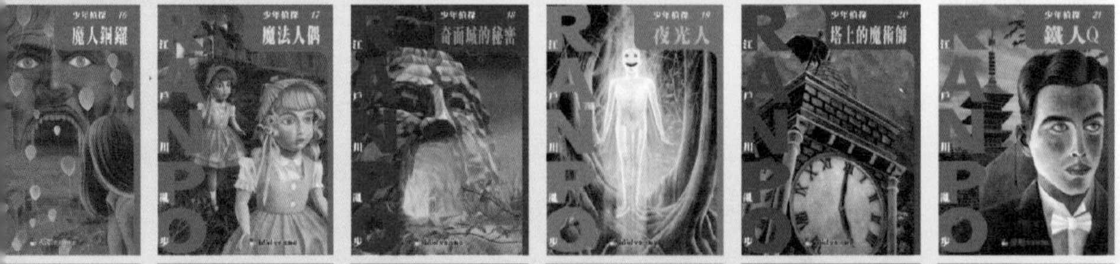

.魔人銅鑼　17.魔法人偶　18.奇面城的秘密　19.夜光人　20.塔上的魔術師　21.鐵人Q

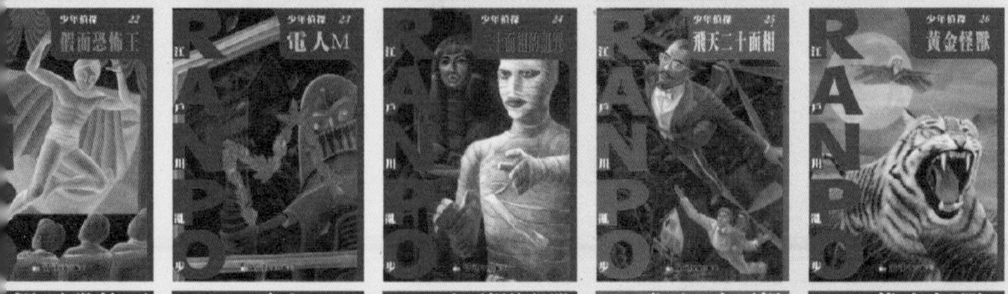

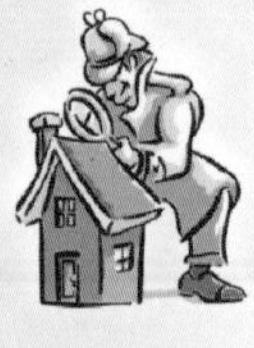

假面恐怖王　23.電人M　24.二十面相的詛咒　25.飛天二十面相　26.黃金怪獸

品冠文化出版社

地址：臺北市北投區
致遠一路二段十二巷一號
電話：〈02〉28233123
郵政劃撥：19346241